Atsu Kodjo George KPORVIE

Estudo imunomodulador de Securidaca longipedunculata (Polygalaceae)

AF293190

Atsu Kodjo George KPORVIE

Estudo imunomodulador de Securidaca longipedunculata (Polygalaceae)

ScienciaScripts

ÍNDICE DE CONTEÚDOS

RESUMO

A Securidaca longipedunculata é utilizada desde há muito tempo para resolver problemas de saúde ligados a perturbações imunológicas. A atividade imunomoduladora associada ao efeito anti-inflamatório da Securidaca longipedunculata ainda não foi elucidada pela investigação científica. Foram efectuados ensaios qualitativos e quantitativos dos compostos fitoquímicos da planta através de testes in vitro. A atividade anti-inflamatória da planta foi avaliada através de testes de inibição da desnaturação da albumina de ovo de galinha e de estabilização de membranas. Foram realizados testes de inibição da CAT, DPPH e lipoperoxidação para avaliar a atividade antioxidante da planta in vitro. A imunossupressão foi induzida in vivo por ciclofosfamida. A atividade imunomoduladora de S. longipeduncula foi estudada através da medição do título de tipos de leucócitos utilizando a contagem de células sanguíneas (CBC). A proteína C-reactiva foi medida para avaliar a atividade anti-inflamatória da planta in vivo. A titulação da desidrogenase láctica foi utilizada para demonstrar o efeito do extrato de S. longipeduncula no balanço energético.

INTRODUÇÃO

O estado de saúde do corpo, que é uma preocupação de todos, tem um peso importante no sistema de saúde de todos os países do mundo, sem exceção. A transformação dos alimentos, as novas tecnologias e a poluição estão a conduzir a uma deterioração da homeostase do organismo. O sistema imunitário é muito importante para a saúde humana e todas as doenças estão, de alguma forma, ligadas ao sistema imunitário. À primeira vista, podemos pensar em qualquer infeção microbiana (viral, como a gripe, o Ébola, a SIDA, a COVID-19; bacteriana; fúngica ou parasitária) que possa ser possível evitar ou combater suficientemente com a ajuda de um sistema imunitário reforçado, mas também em qualquer patologia observada, desde perturbações alérgicas e doenças auto-imunes a cancros, que se devem a um sistema imunitário deficiente. Uma boa imunidade natural e adquirida é a chave para a saúde e a recuperação futuras. É essencial encontrar uma solução permanente para modular e equilibrar o sistema imunitário, reduzindo ao mínimo a utilização de produtos químicos, responsáveis por efeitos indesejáveis graves **(Beaulieu, 2008)**. A utilização dos recursos naturais, nomeadamente das plantas medicinais, é uma alternativa importante a explorar para encontrar soluções adequadas para todos os males e patologias que ameaçam a humanidade. As espécies vegetais são muito ricas em número e diversidade. Para além do seu papel no equilíbrio do ecossistema, as plantas fornecem ao homem recursos naturais essenciais à sua sobrevivência e desenvolvimento. As plantas medicinais são um património precioso para a humanidade, em particular para a maioria das comunidades pobres dos países em desenvolvimento, que delas dependem para os seus cuidados de saúde primários e meios de subsistência **(Salhi et al., 2010)**. A medicina tradicional proporciona alívio a mais de 70% das pessoas no Terceiro Mundo **(Malaisse, 1992)** e a 80% das pessoas em África **(Jiofack et al., 2010)**. Trata-se, portanto, de um recurso vital que pode ser mobilizado tanto para a saúde como para os benefícios socioeconómicos. No entanto, se não fosse o custo exorbitante dos medicamentos modernos, a insuficiência dos orçamentos nacionais afectados à saúde e a inadequação das infra-estruturas sanitárias, que obrigaram mais de um governo africano a reconsiderar as vantagens dos sistemas de saúde tradicionais **(OMS AFR/CR, 2000)**, o sector teria sido largamente relegado para o calendário grego. É interessante notar que, com o interesse renovado pela fitoterapia, há uma preocupação crescente quanto à sua qualidade, segurança e eficácia, dada a má qualidade das preparações, a elevada carga microbiana caraterística das plantas colhidas diretamente na natureza, as dosagens não normalizadas e as provas científicas limitadas. Cabe-nos a todos recuperar a reputação das plantas medicinais. A Securidaca longipedunculata é uma dessas plantas com benefícios para a saúde.

A S. longipedunculata é uma das espécies pertencentes ao género "Securidaca", muito difundida em África. É utilizada pelos praticantes tradicionais como agente antibacteriano, antiveneno, antiulceroso, anticancerígeno e anti-cabeça.... A eficácia terapêutica desta planta deve-se, em grande parte, à presença de metabolitos secundários como flavonóides, xantonas, salicilato de metilo, saponinas, taninos, antraquinonas, esteróis e terpenos Ergotina, ácido sinápico, ácido cafeico, sacarose, elymoclavina e dihidroelymoclavina na sua composição química **(Tolo, 2001)**.

A Securidaca longipedunculata é uma planta reputada como benéfica para um vasto leque de pessoas no domínio da saúde, graças à versatilidade dos seus potenciais benefícios, incluindo os efeitos associados à modulação do sistema imunitário e às suas propriedades anti-inflamatórias.

É neste contexto que se insere o presente estudo, cujo objetivo geral é demonstrar os efeitos imunomoduladores e anti-inflamatórios do extrato hidroetanólico das folhas de S. longipedunculata. Este objetivo geral é seguido de dois objectivos específicos:

✓ Identificar o potencial efeito imunomodulador do extrato hidro-etanólico de S. longipedunculata.

✓ Avaliar o potencial efeito anti-inflamatório do extrato hidro-etanólico de S. longipedunculata.

Assim, o nosso modesto trabalho será dividido em duas partes: a primeira trata de um resumo bibliográfico sobre imunomodulação, inflamação e material vegetal. A segunda parte trata do estudo experimental, descrevendo o equipamento utilizado, os métodos seguidos e a discussão dos resultados obtidos, e finalmente uma conclusão e perspectivas de investigação.

REVISÃO DA LITERATURA

Capítulo 1: O sistema imunitário, a inflamação e o stress oxidativo

I. O sistema imunitário

1. O sistema imunitário

A resposta imunitária pode ser definida como a ação integrada dos mecanismos desenvolvidos pelo organismo para se defender dos elementos nocivos do meio ambiente. Estes mecanismos são postos em ação pelo sistema imunitário do organismo, ou seja, o conjunto das moléculas em solução nos fluidos biológicos e das células que comunicam entre si através de mediadores e receptores. O sistema imunitário tem, portanto, a capacidade de reconhecer os agentes estranhos ao organismo, desencadeando dois tipos de reação: a resposta inespecífica, natural ou inata e a resposta específica ou adaptativa **(Revillard, 2001 Chatenoud, 2002).**

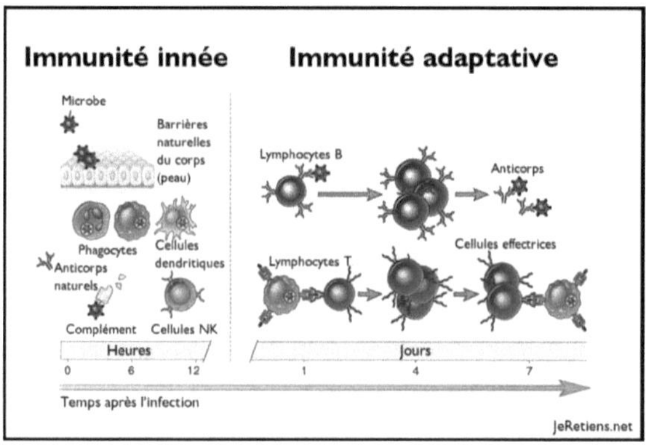

Figura 1: Diferença entre imunidade inata e imunidade adaptativa **(Mirandole, 2020).**

II. Inflamação

1. Definição de inflamação

O termo inflamação provém da palavra latina inflammare, um verbo que significa "incendiar-se" **(Gruffat, 2021).** É a resposta dos tecidos vivos e vascularizados a uma agressão. Esta agressão envolve fenómenos de imunidade **(Laurent, 1988)**. Pode ser provocada por uma falta de vascularização, por agentes físicos (traumatismos, calor, frio, radiações) ou químicos (cáusticos, toxinas, venenos), por uma contaminação por microrganismos e por uma agressão disimune. É A inflamação é geralmente um processo benéfico, uma vez que o seu objetivo é eliminar o agente patogénico e reparar os danos nos tecidos. Por vezes, a inflamação pode ser prejudicial devido à agressividade do agente patogénico, à sua persistência, à localização da inflamação, a anomalias na regulação do processo inflamatório ou a anomalias quantitativas ou qualitativas nas células envolvidas **(Eldeen et al., 2008)**.

2. Inflamação aguda

A inflamação aguda é a resposta imediata a um agente agressor. Tem uma duração curta (alguns dias ou semanas), é frequentemente de início súbito e caracteriza-se por fenómenos vasculo-exsudativos intensos. A inflamação aguda cura-se espontaneamente ou com tratamento, mas pode deixar sequelas se a destruição dos tecidos for significativa **(CoPath, 2011)**.

3. Inflamação crónica

A inflamação crónica é uma inflamação que não tem tendência para se curar espontaneamente e que se desenvolve por persistência ou agravamento ao longo de vários meses ou anos. Existem muitas doenças que têm como sintoma ou causa uma inflamação crónica, também conhecidas como doenças auto-imunes (por exemplo, colite ulcerosa, certas alergias, artrite reumatoide, lúpus, síndrome de fadiga crónica, por vezes diabetes2) **(Gruffat, 2021)**.

4. Sinais clínicos de inflamação

Os sinais clínicos da inflamação foram descritos pela primeira vez no século 1er d.C. por um médico romano chamado Celsus. Este médico estabeleceu o "Quadrilátero de Celsus", descrevendo os sintomas que acompanham a infeção de uma ferida: tumor (edema), rubor (vermelhidão), calor (calor) e dolor (dor). Estes quatro qualificativos referem-se às alterações tecidulares associadas ao processo inflamatório: dilatação dos vasos, recrutamento de leucócitos e acumulação local de plasma (**Davoust-Nataf, 2021**).

5. Fases da inflamação

A reação inflamatória é um processo dinâmico que compreende várias fases sucessivas: a fase vasculo-exsudativa, a reação celular, a dissuasão e a fase final de reparação e cicatrização.

5.1.Fase vasculo-exsudativa ou vasculo-sanguinolenta ou início

Clinicamente, caracteriza-se pelos quatro sinais clássicos cardinais da inflamação aguda: vermelhidão, calor, inchaço e dor. Durante esta fase, sucedem-se três fenómenos: a congestão ativa, o edema inflamatório e a diapedese leucocitária (**Rousselet et al., 2005**).

5.1.1. Congestionamento ativo

Isto implica uma vasodilatação arteriolar e depois capilar na zona afetada. Localmente, isto resulta num aumento do fornecimento de sangue e num abrandamento do fluxo circulatório. A congestão é desencadeada rapidamente por um mecanismo nervoso (nervos vasomotores) e pela ação de mediadores químicos (**CoPath, 2011**).

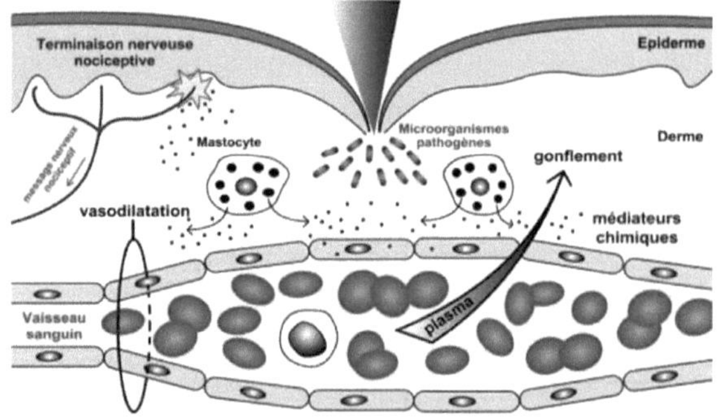

Figura 5: Progressão da fase vasculo-exsudativa (**Prin et al.,2009**).

5.1.2. Edema inflamatório

É causado pela infiltração do tecido conjuntivo, das cavidades serosas, das cavidades articulares e dos alvéolos pulmonares por um líquido chamado exsudado, constituído por água e proteínas do sangue: albumina, factores de coagulação, fibrinogénio, enzimas e imunoglobulinas. O edema inflamatório resulta de um aumento da pressão hidrostática devido a uma vasodilatação e, sobretudo, a um aumento da permeabilidade das paredes dos pequenos vasos sob o efeito de mediadores químicos, entre os quais a histamina (**Aouissa, 2002**).

O papel desta fase inflamatória é fornecer mediadores químicos e meios de defesa locais (imunoglobulinas, factores de coagulação, factores do complemento); diluir as toxinas acumuladas na lesão; limitar o foco inflamatório com uma barreira de fibrina (derivada do fibrinogénio plasmático) para evitar a propagação de microrganismos infecciosos; abrandar o fluxo circulatório por hemoconcentração para favorecer a fase seguinte: a diapedese leucocitária (**CoPath, 2011**).

5.1.3. Diapedese de leucócitos

A diapedese leucocitária corresponde à migração de leucócitos para fora da microcirculação e à sua acumulação no local da lesão. É a passagem de leucócitos através da parede de um capilar dilatado. Envolve inicialmente as células polimorfonucleares (durante as primeiras 6 a 24 horas), depois os monócitos e os linfócitos um pouco mais tarde (em 24 a 48 horas) (**CoPath, 2011**).

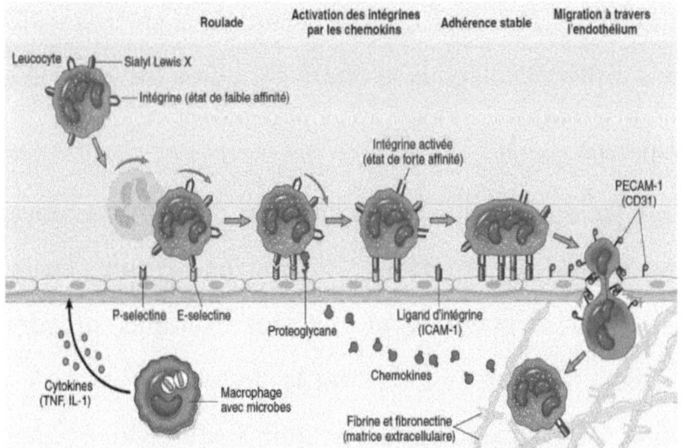

Figura 6: Diapedese de leucócitos.

Os leucócitos passam por um processo de rolamento, são depois activados e aderem ao endotélio e, por fim, atravessam o endotélio e deslocam-se para o local da reação inflamatória ao longo de um gradiente de quimioatracção. Várias moléculas desempenham um papel importante neste processo de várias etapas: selectinas para o rolamento, quimiocinas para a ativação de leucócitos e integrinas (transição para um estado de alta afinidade), integrinas para uma adesão estável ao endotélio e CD-31 (PECAM1) para a migração através da parede vascular (**Mury, 2018**).

5.2. A fase celular

Isto corresponde à formação do granuloma inflamatório. O local da inflamação enriquece-se rapidamente com células do sangue e do tecido conjuntivo local. As células infiltradas incluem mastócitos, macrófagos, neutrófilos e linfócitos. Estas células agregam-se devido à elevada produção de factores de quimioatracção (**Rousselet et al., 2005**).

5.3. Detenção

Segue-se gradualmente à fase vasculo-exsudativa e é contemporânea da fase celular. A deteção pode ser comparada à limpeza do local da lesão: implica a eliminação do tecido necrótico do ataque inicial ou do próprio processo inflamatório, dos agentes patogénicos e do exsudado. A detersão é uma preparação necessária para a fase final de reparação e cicatrização. Se a detersão for incompleta, a inflamação aguda evoluirá para uma inflamação crónica.

5.4. Fase de reparação

A reparação dos tecidos segue-se à destruição total. A reparação dos tecidos segue-se a uma destruição completa. A reparação resulta em cicatrizes se o tecido danificado não se puder regenerar (por exemplo, neurónios ou células musculares do miocárdio) ou se a destruição do tecido tiver sido muito extensa e/ou prolongada. A reparação pode resultar numa restauração completa do tecido: não há então qualquer vestígio do ataque inicial e da inflamação que se seguiu. Este resultado muito favorável é observado no caso de agressões limitadas, breves e relativamente não destrutivas dos tecidos capazes de regeneração celular (**Zerbato, 2010**).

As fases de reparação dos tecidos são o botão carnudo e a cicatrização: o botão carnudo e a cicatrização.

6. Anti-inflamatórios

Os anti-inflamatórios (IA) são medicamentos sintomáticos que não actuam sobre a causa da inflamação. São indicados quando a inflamação, um processo normal de defesa contra agressões, se torna incómoda, nomeadamente pela dor que provoca. Os IA têm também uma ação analgésica e antipirética (**Thomas, 2017**).

As MCE dividem-se em duas categorias:

– Anti-inflamatórios não esteróides (AINEs)

– Corticosteróides, ou seja, medicamentos anti-inflamatórios esteróides.

6.1. Anti-inflamatórios não esteróides (AINEs)

Para além das suas propriedades anti-inflamatórias, possuem igualmente propriedades analgésicas e antipiréticas (**Cohen, 1981**). Estas três propriedades devem-se essencialmente ao seu mecanismo de ação comum: a inibição da biossíntese das prostaglandinas através dos isoenzimas da ciclo-oxigenase (COX-1 e COX-2) (**Manciaux, 1993**). As enzimas COX-1 e COX-2 catalisam a conversão do ácido araquidónico em prostaglandina H2, um metabolito intermédio na formação das prostaglandinas. A atividade das várias prostaglandinas num determinado tecido depende da expressão de receptores específicos e de enzimas (prostaglandinas sintases) envolvidas na sua biossíntese. Os AINE clássicos inibem a atividade da COX-1 e da COX-2, ao passo que os coxibes, como o celecoxib, o parecoxib e o etoricoxib, inibem seletivamente a enzima COX-2 (**Meunier, 2018; Juneau, 2017**). Por conseguinte, os AINE conduzem a uma redução da biossíntese de prostaglandinas e das actividades biológicas associadas (**Vane, 1971**). A COX-1 é expressa constitutivamente na maioria dos tecidos, enquanto a COX-2 é expressa apenas em alguns tecidos. A expressão da COX-2 pode ser induzida em resposta a estímulos inflamatórios e é através deste mecanismo que os níveis de prostaglandinas aumentam nos locais de inflamação (por exemplo, nas articulações). Os AINE convencionais inibem todas as actividades biológicas para este efeito, enquanto os coxibes são activos apenas em determinados tecidos devido à sua seletividade para a COX-2 (**Juneau, 2017**).

Dependendo do mecanismo inibitório, temos :

✓ Inibidores irreversíveis: de todos os AINE, apenas a ASPIRINA tem a capacidade de inativar irreversivelmente a COX-1 e a COX-2, por acetilação do sítio ativo da enzima.

✓ Inibidores competitivos reversíveis: formam um complexo rapidamente dissociável com a COX (exemplos: IBUPROFEN, ÁCIDO MEFENÂMICO, PIROXICAM).

✓ Inibidores reversíveis dependentes do tempo: alguns AINE, como a INDOMETACINA, formam um complexo lentamente dissociável com a enzima (interações iónicas com o local da enzima) (**Nuhrich, 2015**).

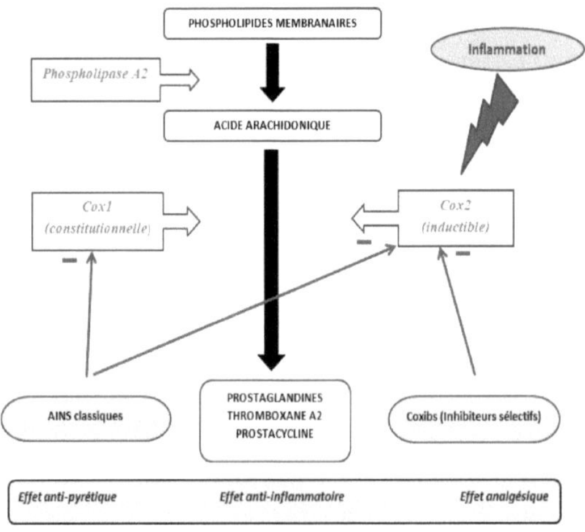

Figura 7: Mecanismo de ação dos AINEs.

6.2. Anti-inflamatórios esteróides

Os anti-inflamatórios esteróides (AIS) ou glucocorticóides são mais potentes do que os AINE (**Gruffat, 2021**). São derivados de hormonas naturais segregadas pelo córtex suprarrenal ou hemi-sintetizadas a partir de extractos animais ou vegetais (**Coyen, 1981**).

São derivados do colesterol e a sua produção é estimulada pela ACTH. O glucocorticoide endógeno de referência é o cortisol. É produzido pelas células da zona fascicular do córtex suprarrenal.

O cortisol, também conhecido como hidrocortisona, tem não só propriedades anti-inflamatórias, mas também propriedades mineralocorticóides (anti-diuréticas, anti-natriuréticas e caliuréticas). Os glucocorticóides sintéticos são medicamentos derivados da hormona natural cortisol e foram desenvolvidos para maximizar os efeitos glucocorticóides e minimizar os efeitos mineralocorticóides. Incluem três classes de medicamentos:

✓ Corticosteróides em combinação: Celestamine, Ciloxadex.

✓ Glucocorticóides não associados: Altim, Betametasona, Betnesol, Celestene, Cortancyl, Decadron, Dectancyl, Dexametasona, Diprostene, Hexatrione, Hydrocortancyl, Medrol, Metilprednisolona, Neodex, Neofordex, Prednisolona.

✓ Mineralocorticóides não associados: Adixon, Florinef, Flucortac (**CNPM, 2018**).

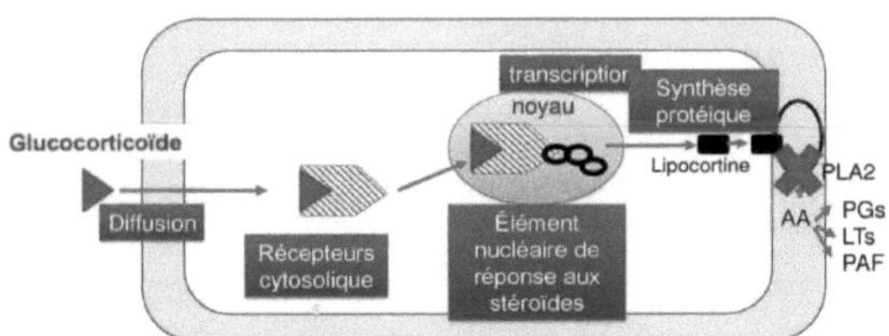

Figura 8: Efeito genómico dos corticosteróides (**Ferran, 2013**)

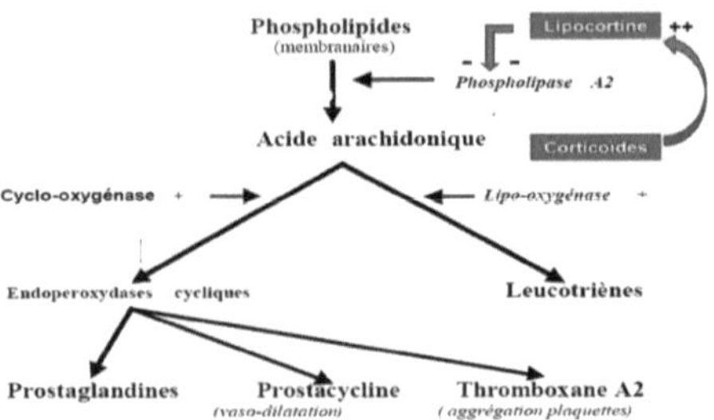

Figura 9: Efeito dos corticóides no processo de inflamação (Rasamindrakotroka, 2013)

III. Stress oxidativo

1. Definição

O stress oxidativo é reconhecido como u m a alteração da homeostase redox **(Favier, 2003)**, que conduz a potenciais danos celulares. Durante um stress oxidativo: as espécies reactivas de oxigénio que não são "desintoxicadas" pelo sistema antioxidante atacam e danificam as macromoléculas, nomeadamente os lípidos, as proteínas e o ADN **(Koechlin-Ramonatxo, 2006)**.

2. Radicais livres

Um radical livre é uma entidade química (átomo, molécula, fragmento de molécula) que possui um ou mais electrões desemparelhados ou simples nas suas orbitais externas. Reage espontaneamente com outros átomos ou moléculas para formar um novo radical, desencadeando uma reação em cadeia **(Favier, 2003; Gardés et al., 2003)**.

3. Espécies reactivas de oxigénio

Entre as reacções enzimáticas, várias são consideradas como a principal fonte de espécies reactivas de oxigénio (ERO), nomeadamente: NADPH oxidase, lipoxigenase, xantina oxidase (enzima do fígado). A mitocôndria é fundamental para o funcionamento da célula, pois é nesta organela que se efectua a respiração celular. O consumo de oxigénio e as diferentes reacções de transferência de electrões (energia) produzem espécies reactivas de oxigénio. Os iões metálicos presentes no organismo, por exemplo, o ferro e o cobre, podem cooperar com espécies menos reactivas para produzir radicais hidroxilo **(Poprac et al., 2017).**

As ROS são também geradas sob o efeito de stress ambiental, como a poluição, o consumo de álcool ou de certos medicamentos, a exposição prolongada à luz solar, o esforço intenso e o tabagismo. **(Kalam et al., 2015).**

Os principais ERO de importância fisiológica são o anião superóxido, o radical hidroxilo e o peróxido de hidrogénio **(Gardès et al., 2003).**

4. Antioxidantes

O termo "antioxidante" abrange uma série de actividades diferentes em que várias espécies moleculares abrandam ou impedem a oxidação de substratos biológicos **(Athamena et al., 2010).**

4.1. Antioxidantes primários

São produzidos pelo nosso organismo e incluem factores específicos como o glutatião, o ácido alfa-lipóico e o ácido úrico, bem como enzimas (catalase, glutatião redutase, superóxido dismutase) que requerem a presença de minerais dos alimentos para serem activados: ferro, zinco, cobre e selénio **(Causse, 1994).**

4.2 Antioxidantes secundários

Trata-se de moléculas exógenas que podem atuar como antioxidantes in vivo, incluindo a vitamina E, o ácido ascórbico, o β-caroteno, os flavonóides e os compostos fenólicos.

4.3. Antioxidantes de origem vegetal

O organismo utiliza numerosas estratégias antioxidantes, incluindo as fornecidas pelos alimentos, como a vitamina E, a vitamina C, os carotenóides, os flavonóides e os polifenóis.

MATERIAL VEGETAL

I. Medicamentos à base de plantas

A palavra fitoterapia provém de duas palavras gregas, phyton: planta e therapeuein: curar, que significam essencialmente "curar com plantas". Trata-se de uma prática milenar baseada em conhecimentos empíricos transmitidos e enriquecidos ao longo de inúmeras gerações **(Sadok, 2008)**.

II. Planta medicinal

Uma planta medicinal é uma planta utilizada pelas suas propriedades terapêuticas. Isto significa que pelo menos uma das suas partes (folhas, bolbos, raízes, sementes, frutos, flores) pode ser utilizada para curar **(Petrovska, 2012)** ou prevenir uma doença.

São utilizadas pelo homem desde, pelo menos, 7000 a.C. e constituem a base da fitoterapia. A sua eficácia baseia-se nos seus compostos, que são muito numerosos e variados consoante as espécies, e que são todos princípios activos diferentes **(Vidal, 2010)**.

III. Securidaca longipedunculata monografia

O nome genérico **Securidaca longipedunculata** provém do latim :

- **Securis**, ou seja, machado de sentido

- **longipedunculata**, que significa talo longo **(Ndou, 2010)**.

Nomes comuns

Quadro 4: Nomes vernáculos para S. longepelunculata em vários países africanos.

Pays	Langues locales courantes	Noms de *Securidaca longipedunculata*
Burkina Faso	Mooré	Palgu, Pélga
	Dioula	Djoro; Djoto
Cote d'Ivoire	Lobi	Samuele
	Malinké	Diulo, Ndjuru
Gambie	Malinké	Juto, Djuto
	Fula	Alali
Ghana	Akan	Ofodo, Kyrito
Guinée	Malinké	Diodo,
Conakry	Fula	Diantu
Mali	Bambara	Djoro, Dioro
	Dogon	Toroe
	Peulh	Iguili,
Niger	Hausa	Warnagunguna
	Fula	Adali
	Djerma	Hasukore
Nigéria	Hausa	Sanya
	Fula	Adali
	Yoruba	Ipeta
Sénégal	Diola	Fu Daray
	Wolof	Fuf
Sierra Leone	Malinké	Juto, Jodoo (OOAS, 2013)
Tanzanie	Iringa	M'yangabako (Joseph *et al.*, 2006)
Togo	Ouatchi	Etritu
	Ewé	Kpeta, Etritu, Metritu
	Kotokoli	fose

Número do espécime de herbário **(WAHO, 2013)** :

Gana: 2799Mali: 0058Togo: TOGO06917

IV. Dados botânicos

1. Classificação

Quadro 5: Posição da planta na sistemática **(Mathias, 1982)**

Règne	Végétal
Embranchement	Spermaphyte
Sous embranchement	Angiosperme
Classe	Dicotylédone
Sous classe	Dialypétale
Série	Disciflore
Sous série	Diplostemone
Ordre	Sapindale
Famille	Polygalaceae
Genre	*Securidaca*
Espèce	*longipedunculata*

2. Descrição da planta

Trata-se de um arbusto de porte ereto, com 3 a 4 m de altura, com ramos delgados e caídos, mais ou menos pubescentes. O caule é geralmente pubescente no início, tornando-se depois sem pêlos; a casca é lisa, amarelo-claro com uma película verde e madeira amarelo-pálido. As folhas são alternas, oblongas, lineares ou elípticas, arredondadas no ápice, ligeiramente pubescentes ou sem pêlos em ambos os lados, com 2 a 5 cm de comprimento, com um pecíolo curto pubescente de 2 a 3 mm de comprimento. As flores papilionáceas são cor-de-rosa ou púrpura. Surgem principalmente na estação seca, durante o desbaste das folhas, sob a forma de pequenos cachos. São muito ornamentais e perfumadas, com cinco sépalas, das quais duas são dentadas, e petalóides, uma pétala grande e duas pétalas laterais. Os frutos são samaras de até 4 a 5 cm de comprimento com uma asa membranosa curva de cerca de 1,5 a 2 cm de largura. As sementes são geralmente rugosas, o que dificulta o cultivo da planta, embora alguns autores recomendem que sejam cuidadosamente embebidas e plantadas em solo arenoso isolado. As raízes são tortuosas, ásperas e de cor amarela clara. São muito grossas e exalam um odor caraterístico a óleo de pirol **(Tolo, 2001)**.

V. Utilizações de S. longipedunculata na medicina tradicional africana

A Securidaca longipedunculata é uma planta muito utilizada na África tropical para tratar a anemia falciforme, as dores, a amebíase, os vermes intestinais, o paludismo e para proteger os animais. É por isso que a planta é chamada "arbuste à serpent" em francês e "Fuf" em wolof, que é uma onomatopeia que lembra o assobio de uma cobra **(Kerharo e Adam, 1974)**. Diz-se que a planta é um veneno intra-vaginal na África do Sul, onde os suicídios femininos são frequentemente cometidos inserindo-a na vagina.

VI. Dados fitoquímicos

Químicos do Imperial Institute em Londres registaram a presença de salicilato de metilo e saponina nas raízes. Moers demonstrou em 1966 que a S. longipedunculata continha a mesma sapogenina, a senegenina, encontrada na

Polygala senega **(Tolo, 2001)**. Os açúcares (glucose, ramnose, galactose e arabinose) e as agliconas de Polygala senega, como a presenegina, a senegenina, a securunina, o ácido senegénico e a dihidroclorosenegenina, foram isolados de S. longipedunculata **(Declaude, 1971)**. A elimoclavina e a dihidroelimoclavina também estão presentes nas raízes **(Costa et al., 1992)**. As folhas de S. longipedunculata continham saponinas, taninos, antraquinonas, esteróis e terpenos, mas não flavonóides **(Odebiyi, 1978)**.

VII. Dados farmacológicos

Foram efectuados numerosos estudos sobre a Securidaca longipedunculata Fresen: Extractos aquosos e clorofórmicos de raízes mostraram atividade anti-bacteriana contra muitos germes, incluindo Bacilus substilis e Escherichia coli, Klebsilla pneumoniae, Proteus vulgaris, Pseudomonas aeroginosa, Salmonella gallinarium, Staphylococus albus e Staphylococus aureus **(Almagboul et al., 1985; Joseph et al., 2006)**.

Extractos aquosos de etanol, metanol e acetona das raízes e/ou folhas mostraram atividade antimicrobiana específica contra Escherichia coli, Plasmodium, Shigella sp. e Salmonella typhus, bem como atividade anti-diarreica **(Junaid, 2008)**; atividade anti-estafilocócica **(Namadina et al, 2020; Tauheed, 2017; Tiksa, 2019)**; anti-plasmodial e anticonvulsivo **(Bah et al, 2007)**; anti-HIV **(Mahmood et al., 1993. Beuscher et al., 1994)**.

O extrato metanólico a 60% da casca da raiz de Securidaca longipedunculata (Fresen.) inibiu as contracções do músculo rectus abdominis da rã induzidas por acetilcolina, arbachol ou nicotina (0,1-10 mg/ml) de uma forma dependente da dose **(Ojewole, 2000)**. Foi demonstrado que as xantonas isoladas das raízes estimulam a função erétil do músculo cavernoso em homens que sofrem de disfunção erétil **(Meyer et al., 2008)**.

O extrato de raiz de Securidaca longipedunculata produziu uma alteração significativa (P < 0,05), dependente da dose, nas enzimas séricas e na ureia.

Wannang et al (2006) revelaram as propriedades anti-venenosas da planta.

As actividades analgésica, anti-inflamatória, hipoglicémica e depressora da planta foram demonstradas utilizando as raízes e as folhas **(Tolo, 2001; Okoli, 2006; Adebiyi, 2006; Ojewode, 2008; Elufioye, 2014, Silla, 2018**; **Kola et al, 2022).**

Estudos demonstraram que os extractos de metanol, acetato de etilo e hexano das folhas de S. longipedunculata são potentes agentes gastroprotectores e anti-úlcera **(Kayode, 2015).**

Estudos realizados no Gana mostraram que as raízes têm uma forte atividade pesticida **(Jayasekara et al., 2005; Buxton et al., 2014).**

VIII. Dados toxicológicos

Verificou-se que o extrato aquoso da casca da raiz de Securidaca longipedunculata tem um valor LD50 de 771 mg/kg de peso corporal quando administrado oralmente a ratos, indicando que a casca da raiz é ligeiramente tóxica para animais de laboratório **(Auwal et al., 2012).**

MATERIAIS E MÉTODOS

I. Enquadramento do estudo

O nosso estudo foi realizado na unidade de investigação de fisiopatologia, substâncias bioactivas e segurança da Faculdade de Ciências da Universidade de Lomé.

II. Materiais de estudo

1. Material vegetal

Trata-se de folhas de Securidaca longipedunculata colhidas em junho de 2022 em LODZI, uma aldeia situada a cerca de 15 km a oeste da cidade de ANIÉ. A planta foi identificada e depositada sob o número TOGO06917 no herbário da Faculdade de Ciências da Universidade de Lomé.

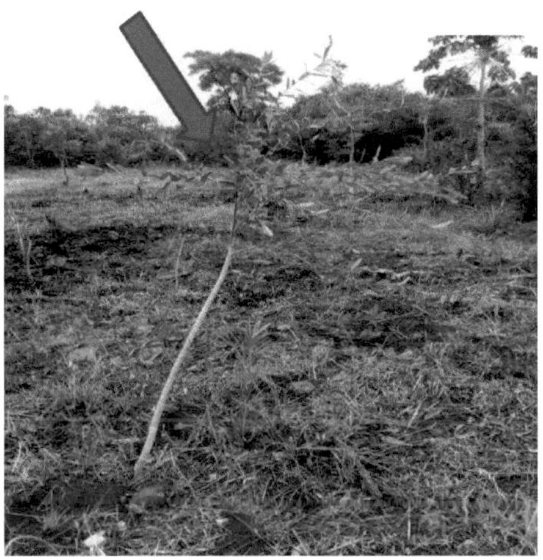

Foto 1: Galhos de S. longipedunculata

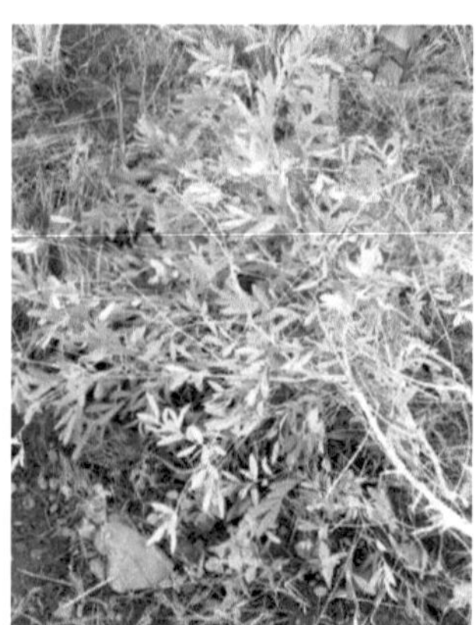

Foto 2: Planta jovem de S. longipedunculata (Fonte: fotografias, KPORVIE
Atsu, 30 de junho de 2022).

2. Material animal

Foram utilizados neste estudo ratos Sprague-dawley (machos e fêmeas). Foram
selecionados em função da sua idade (8 a 10 semanas) e do seu peso (150 a
180g). Os animais foram criados no Departamento de Fisiologia Animal da
Universidade de Lomé. Os animais experimentais foram mantidos numa sala à
temperatura ambiente, $27\pm2°C$ e num ciclo de 12H/12H claro/escuro, com livre
acesso a água potável e comida. Todos os testes utilizando ratos, sangue e ovos
foram realizados com a aprovação do Comité de Ética do Departamento de
Fisiologia Animal da Universidade de Lomé, um ramo do Comité de Ética para
o controlo e supervisão de experiências com animais e a utilização de sangue,
Ref n° 006/2020 / BC-BPA / FDS-UL.

3. Produtos químicos utilizados

Ciclofosfamida, água destilada, etanol, rutina, cloreto férrico, NaOH, iodo
bissublimado, iodeto de potássio, nitrato básico de bismuto, ácido acético, ácido
sulfúrico, éter, levamisole.

4. Outros equipamentos

Tubos secos, micropipetas, pipetas, seringas, béqueres, cronómetro, caderno, caneta, algodão, gaiolas, provetas, espetrofotómetro, banho termostático, autómatos, material de laboratório de uso geral.

III. Métodos

1. Preparação do material vegetal

As folhas de S. longipedunculata foram colhidas e secas à temperatura do laboratório, protegidas da luz e da humidade. Após a secagem, foram recolhidas e armazenadas num local seco.

2. Extrato de hidroetanol

A extração com hidroetanol baseia-se em água e etanol. Para o efeito, 500 g de pó de folhas de S. longipedunculata foram macerados durante 72 horas, na ausência de ar, em 5 L de uma mistura de água e etanol de igual volume (50/50, v/v). A preparação foi filtrada duas vezes com algodão e depois com papel Whatman n.º 1. Os extractos foram evaporados até à secura com um rotavapor. Os extractos obtidos foram pesados e armazenados em tubos a 4°C, protegidos da luz, até à sua utilização. O rendimento da extração foi determinado pela seguinte fórmula:

$$Rendement = \frac{Masse\ du\ résidu\ sec\ de\ l'extrait\ évaporé}{Masse\ de\ la\ poudre\ la\ matière\ végétale\ sèche} X\ 100$$

2.1 Rastreio fitoquímico preliminar de S. longipedunculata

O extrato hidroetanólico de S. longipedunculata foi dissolvido em água destilada e depois filtrado. O filtrado foi utilizado para testar determinados compostos químicos utilizando o método de **Kpoyizoun et al. (2020)**, como se mostra no **Quadro 6**.

Quadro 6: Protocolo de identificação dos principais grupos químicos

Groupes chimiques	Réactifs	Extrait de *S. longipedunculata*
Flavonoïdes	Chlorure ferrique 1%	Coloration jaune orangé
	NaOH 1/10	Coloration verdâtre
Tannins	Chlorure ferrique 1%	Coloration bleu-noire
Saponosides	Test de mousse	Mousse persistante pendant 15 min
Alcaloïdes	Bouchardart (iode bisaublimé + iodure de potassium + eau)	Précipité brun
	Dragendorf (Nitrate basique de Bismuth + acide acétique + eau)	Précipité orangé
	Mayer (iode + iodure de potassium + eau)	Précipité blanc ou blanc jaunâtre
Glucides	Réactif de Molish (α-naphtol) + H_2SO_4	Anneau rouge

3.2. Determinação quantitativa de compostos fitoquímicos

3.2.1. Determinação dos flavonóides totais

Os flavonóides foram doseados pelo método calorimétrico utilizando cloreto de alumínio. Este método baseia-se nas propriedades dos flavonóides para formar quelatos de alumínio com cloreto de alumínio **(Kola et al., 2022)**. A 2mL de extrato (1mg/mL) ou de rutina (1mg/mL), foram adicionados 2mL de cloreto de alumínio (2%) e 6mL de acetato de sódio (50 mg/mL). O ensaio em branco foi efectuado com 2 ml de etanol em vez da amostra. A DO foi lida a 440nm após 30 minutos. O teor de flavonóides totais do extrato de S. longipedunculata foi determinado a partir da equação de regressão linear da gama de calibração estabelecido com rutina (5µg/mL, 25µg/mL, 50 µg/mL, 100 µg/mL, 200 µg/mL) e expresso em µg de equivalente de rutina por miligrama de extrato seco (µg EQ/mg de extrato). A rutina é tomada como referência. Os ensaios foram repetidos três vezes.

3.2.2. Determinação de fenóis e taninos

O teor de fenóis totais do extrato é determinado pelo método calorimétrico utilizando o reagente Folin-Ciocalteu **(Dosseh et al., 2014)** após fixação dos taninos por PVPP (polivinilpolipirrolidona). Este método envolve duas etapas:

Etapa 1: 500 µL do extrato (solução-mãe a 1mg/mL) foram transferidos para tubos contendo 10 mg de PVPP e metanol. A mistura resultante foi incubada em gelo durante 30 minutos. Após centrifugação, 200 µL do sobrenadante foram transferidos para tubos secos para o ensaio com o reagente Folin-Ciocalteu. O branco foi preparado com 1mL de metanol em vez do extrato.

Etapa 2: A 200 µL da solução de extrato (solução-mãe a 1mg/mL) ou a 200 µL das soluções de ácido gálico (50, 25, 12,5, 6,25 e 0 µg/mL) ou a 200 µL da solução obtida na etapa 1 (extrato + PVPP), adicionaram-se 200 µL de reagente de Folin-Ciocalteu a 10% (10 vezes diluído em água destilada). Após 10 minutos de incubação à temperatura ambiente, foram adicionados 750 µL de carbonato de sódio ($Na_2 CO_3$) (60g/L). A densidade ótica (DO) foi lida num espetrómetro a 725nm em relação a um branco. A quantidade de fenóis totais é expressa em termos de mg de ácido gálico equivalente/g de extrato. A quantidade total de taninos foi calculada utilizando a seguinte fórmula:

3.3. Teste anti-inflamatório in vitro

3.3.1. Teste de inibição da desnaturação da albumina do ovo

DOT= taninos de DO; DOE= extrato de DO; DOE+PVPP= extrato de DO + PVPP

O teste foi efectuado de acordo com o método de **Saleem et al (2020)**. A mistura de reação (5 ml) consistiu em 0,2 ml de albumina de ovo de galinha fresco, 2,8 ml de PBS (Ph 6,4) e 2 ml de extrato ou medicamento de referência (diclofenac de sódio) em diferentes concentrações (500, 250, 125, 62,5 e 0 µg/ml). As amostras de controlo e de teste foram incubadas a 37°C durante 25 minutos e depois a 70°C durante 5 minutos. Após arrefecimento a 37°C, a densidade ótica de cada amostra foi medida a 660 nm e a percentagem de inibição da desnaturação proteica, que determina a atividade anti-inflamatória, foi calculada utilizando a fórmula :

$$Activité\ anti-inflammatoire\ (\%) = \left(1 - \frac{At}{Ac}\right) X\ 100$$

Ac = absorvância do controlo negativo e At = absorvância do ensaio realizado

3.3.2. Ensaio de estabilização de membranas

O método utilizado foi o de **Javed et al (2020)**. Os ratos foram primeiro anestesiados com éter e, em seguida, foram colhidos 5 ml de sangue do seio retro-orbital para tubos de heparina. O sangue foi centrifugado a 1500 rpm durante 10 minutos para separar os eritrócitos do plasma e da camada leitosa. Os eritrócitos foram então lavados três vezes com a mesma solução salina normal. O sedimento eritrocitário resultante foi então suspenso em 10 volumes de solução salina normal.

3.3.2.1. Hemólise induzida por solução hipotónica

O medicamento de referência (aspirina) em diferentes concentrações (25-200µg/ml) ou 1ml de extrato de S. longipedunculata e 2ml de solução de hipossalina (0,36%) foram adicionados a 1ml de suspensão de eritrócitos. Após 30 minutos de incubação a 37°C, as misturas foram centrifugadas a 3000 rpm durante 15 minutos e, em seguida, a densidade ótica foi lida a 560 nm. Todas as medições foram repetidas 3 vezes. A percentagem de estabilização da membrana, que reflecte a atividade anti-inflamatória, foi determinada utilizando a seguinte fórmula:

$$Activité\ anti-inflammatoire\ (\%) = \left(1 - \frac{At}{Ac}\right) X\ 100$$

Ac = absorvância do controlo negativo e At = absorvância do ensaio realizado

3.3.2.2. Hemólise induzida pelo calor

A 1 ml da suspensão de eritrócitos foi adicionado 1 ml do extrato ou do medicamento de referência (aspirina ou diclofenac) em diferentes concentrações

(25-200µg/ml). A mistura foi então incubada a 56°C num banho de água durante 30 minutos. Após arrefecimento, as soluções foram centrifugadas a 2.500 rpm e a absorvância do sobrenadante foi lida a 560nm. A percentagem de inibição é calculada utilizando a seguinte fórmula.

3.4. Atividade antioxidante de S. longipedunculata in vitro

3.4.1. Capacidade antioxidante total (ensaio de fosfomolibdénio)

O teste baseia-se na redução do molibdénio Mo (VI) presente sob a forma de iões molibdato MoO_4^{2-} a molibdénio Mo (V) MoO^{2+} na presença do extrato ou de um agente antioxidante. Esta redução resulta na formação de um complexo esverdeado (fosfato/Mo(V)) a um pH ácido **(Prieto et al., 1999)**. O aumento de cor do complexo de molibdénio (VI) é medido na presença de um antioxidante.

O método consiste em introduzir 1000 µg/ml de extrato de S. longipedunculata num tubo misturado com 3ml de um reagente constituído por $H_2 SO_4$ (0,6 M), $Na_2 PO_4$ (28 mM) e molibdato de amónio (4 mM). O tubo foi então bem fechado e incubado a 95°C durante 90 minutos. Após arrefecimento, a absorvância foi medida a 695 nm. O controlo consiste em 100 µl de etanol misturado com 1000 µl do reagente acima mencionado. As amostras e os controlos foram incubados nas mesmas condições

3.4.2. Avaliação da atividade anti-radical livre utilizando o DPPH (2,2-difenil-1-picril-hidrazil)

O método DPPH (difenilpicrilhidrazil) baseia-se na redução da espécie radicalar estável DPPH- na presença de um antioxidante doador de hidrogénio (AH), resultando na formação de uma forma não radicalar, DPPH-H (difenilpicrilhidrazina). Na presença de sequestradores de radicais livres, o DPPH-, de cor violeta, é reduzido a DPPH-H, de cor amarela. A redução do radical livre DPPH pode ser monitorizada por espetrometria de UV visível, medindo a diminuição da absorvância a 517 nm **(Athamena et al., 2010)**.

Procedimento :

A um volume de 3 ml de diferentes extractos (3,125 µg/ml a 100 µg/ml) ou de uma solução padrão de ácido ascórbico, adiciona-se 1 ml de uma solução etanólica de DPPH 0,1 mM recentemente preparada. Após incubação no escuro durante 30 minutos à temperatura ambiente, as leituras de absorvância foram efectuadas a 517 nm utilizando um espetrofotómetro. A percentagem de inibição é calculada utilizando a seguinte fórmula:

$$I\,(\%) = \left(1 - \frac{At}{Ac}\right) X\ 100$$

3.4.3. Inibição da lipoperoxidação induzida por FeCl2-ácido ascórbico em homogenato de medula óssea.

> **Determinação do MDA (malondialdeído)**

O efeito antiperoxidação lipídica do extrato foi estudado segundo o método de **Kpemissi et al. (2019b).** O tecido da medula óssea foi rapidamente removido de ratos sacrificados. Um pedaço de 2g de medula óssea foi cortado e homogeneizado com 10 mL de tampão Tris HCl KCl 150 mM (PH 7,4). A mistura de reação consistiu em 500 Ul de homogenato de órgão, 200 µL de tampão Tris HCl KCl 150 mM (PH 7,4), 100 µL de ácido ascórbico 0,1 mM, 100 µL de FeCl 4 mM$_2$ e 100 µL de várias concentrações de extrato ou padrão de securidaca longipedunculata. Esta mistura foi incubada a 37°C durante 1 hora em tubos com tampa. A concentração de MDA foi estimada conforme descrito anteriormente **(Kpemissi et al., 2019b).** Os níveis de MDA como marcador da peroxidação lipídica foram analisados por um ensaio calorimétrico baseado na reação do MDA com um reagente cromogénico para dar um cromóforo estável com uma absorvância máxima a 586 nm. Resumidamente, adicionaram-se 650 µL de 10,3 Mm de 1-metil-2-fenil-indole em acetonitrilo diluído com 32 mM de metanol (3:1) a 250 u µL de cada amostra e agitou-se a mistura em vórtice. Após a adição de 150 µL de HCl a 37% (v/v), as amostras foram bem tapadas e incubadas a 45°C durante uma hora. As amostras foram então arrefecidas, centrifugadas a 4000rpm durante 10min e a absorvância medida espectrometricamente a 586nm. Foi também efectuada uma curva padrão de 1,1,3,3-tetra-metoxipropano para a quantificação de MDA.

> **Determinação das proteínas totais no tecido da medula óssea**

O teor proteico das amostras experimentais foi medido pelo método de Bradford utilizando albumina de soro bovino cristalina (BSA) como padrão **(Kpemissi et al., 2019b)**. A 15 µL de homogenato ou BSA em diferentes concentrações, foram adicionados 750 µL de reagente de Bradford. A absorvância foi lida 5 minutos depois a 595 nm.

3. Atividade imunomoduladora e anti-inflamatória in vivo

4.1. Distribuição dos animais e conceção

Não lhes foi dado qualquer alimento antes do tratamento. Foram divididos em 5 grupos de 5 ratos, cada um tratado ou não.

Quadro 7: Repartição dos animais e conceção para os ensaios in vivo

Grupo de controlo (G. Controlo	Grupo Cyclo (G. Cyclo)	Grupo extraído 200 + Cyclo (Extrato de G. 200)	Mais de 400 grupos extraídos Cyclo (Extrato de G. 400)	Levamisole + grupo ciclo (G. Levamisole)
Água destilada 10mg/kg (d0- d13) +	Água destilada (d0- d13)	Extrato 200mg/kg (d0- d13)	Extrato 400mg/kg (d0- d13) + Ciclo	Levamisole 30mg/kg (d0-d13)
1ml/Kg NaCl 0,9% (d11-d13)	Cyclo 30mg/kg (d11-d13)	Cyclo 30mg/kg (d11-d13)	30mg/kg (d11- d13)	+ Cyclo 30mg/kg (j11-j13)

4.2. Amostragem

Após o período de tratamento, os animais foram sacrificados, o sangue recolhido em tubos secos e tubos com EDTA. A amostra de sangue foi centrifugada a 3500 t.p.m durante 10 minutos. O sobrenadante (soro) é utilizado para a determinação dos parâmetros bioquímicos e enzimáticos. O sangue total dos tubos com EDTA é utilizado para a contagem do hemograma.

4.3. Hemograma (CBC)

As contagens sanguíneas foram efectuadas utilizando um sistema automatizado baseado na citometria de fluxo.

Princípio: As células suspensas num fluxo líquido passam uma a uma através de um feixe de laser. A dispersão física da luz emitida pela fonte de luz depende do tamanho e da granularidade da célula (conteúdo granular, estrutura mais ou menos segmentada do núcleo). A dispersão na direção da fonte de luz (dispersão frontal, FSC) fornece informações sobre o tamanho, enquanto a dispersão a 90°C (dispersão lateral, SSC) fornece informações sobre a granularidade ou estrutura. Um sistema eletrónico converte os sinais ópticos (fotões) em sinais electrónicos. Os sinais são recolhidos por fotomultiplicadores, amplificados, digitalizados e armazenados num computador. Um sistema informático apresenta os sinais.

4.4. Determinação da PCR (Proteína C-Reactiva) ou da Pantraxina 1.

A PCR é uma proteína pertencente à família das pentraxinas. Desempenha um papel na resposta imunitária, ligando-se à imunoglobulina G e activando o sistema do complemento, mobilizando e activando os leucócitos e estimulando a fagocitose. Encontra-se principalmente no soro sanguíneo. É um marcador precoce, sensível e específico da reação inflamatória, sendo proporcional à sua intensidade **(Gloaguen, 2007).**

A PCR foi medida no soro de rato utilizando um sistema automatizado.

4.5. Avaliação da atividade da enzima lactato desidrogenase (LDH)

A lactato desidrogenase (LDH) é uma enzima intracelular ubíqua. As concentrações mais elevadas de LDH encontram-se no fígado, no coração, nos rins, no músculo esquelético e nos eritrócitos. Catalisa a conversão reversível do piruvato em lactato na presença de NAD+/NADH. A reação seguinte :

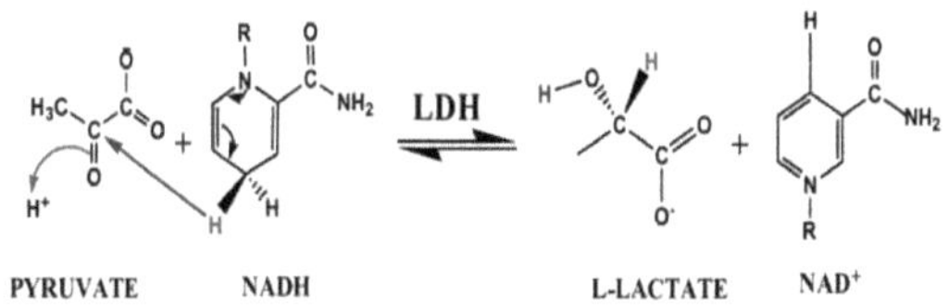

A LDH foi também medida no soro de rato utilizando um sistema automatizado.

IV. Análise de dados

Os resultados foram apresentados como a média mais ou menos o erro padrão da média (SEM). Eles foram processados usando o software Graph Pad Prism 8.0.1, que também é usado para construir histogramas. O teste de comparação múltipla de Tukey foi utilizado para comparar as médias dos dados. As diferenças entre os resultados foram consideradas significativas ao nível de 5% (valor de $p < 0{,}05$).

I. Rendimento do extrato de S. longipedunculata

Quadro 8: Rendimento do extrato

Matériel végétal	Aspect	Couleur	Rendement (%)
Feuilles de S. longipedunculata	Visqueux	Marron	15.05

II. Rastreio fitoquímico

1. Testes qualitativos

O quadro 9 apresenta os resultados dos testes fitoquímicos. Estes testes revelam que o extrato hidroetanólico (50/50, v/v) das folhas de S. longipedunculata contém flavonóides, taninos, saponósidos, alcalóides e hidratos de carbono.

Quadro 9: Resultados dos testes de identificação de grupos químicos

Groupes chimiques	Réactifs	Extrait de S. longipedunculata
Flavonoïdes	Chlorure ferrique 1%	+
	NaOH 1/10	+
Tannins	Chlorure ferrique 1%	+
Polyphénols	Chlorure ferrique 1%	+
Saponosides	Test de mousse	+
Alcaloïdes	Bouchardart (iode bisaublimé + iodure de potassium + eau)	+
	Dragendorf (Nitrate basique de Bismuth + acide acétique + eau)	+
		+
	Mayer (iode + iodure de potassium + eau)	
Glucides	Réactif de Molisch + H_2SO_4	+

2. Determinação de flavonóides, polifenóis totais e taninos

A quantidade total de flavonóides, fenóis totais ou taninos presentes no extrato das folhas de S. longipedunculata, expressa em miligramas equivalentes de rutina para os flavonóides ou de ácido gálico para os compostos fenólicos e taninos por grama de extrato, está registada na **figura 10**. O teor de flavonóides foi determinado utilizando a equação $y = 0,0052x + 0,023$; $R^2 = 0,9981$ e o teor de polifenóis utilizando a equação $y = 0,0245x + 0,041$; $R^2 = 0,9983$.

Figura 10: Teor fitoquímico do extrato

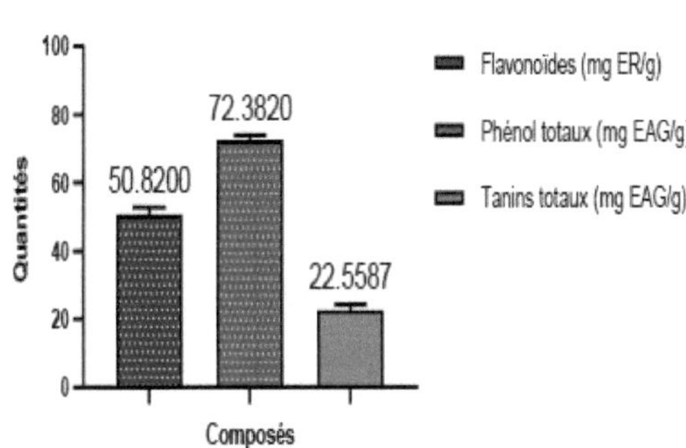

III. Teste anti-inflamatório in vitro

3.1. Teste de inibição da desnaturação da albumina do ovo

Os IC_{50} para o extrato e o diclofenac no ensaio de inibição da desnaturação da albumina são apresentados no **Quadro 10**.

Tabela 10: Efeito anti-inflamatório desnaturação da albumina do ovo.	de	Securidaca longipedunculata na
Substâncias		IC50 (µg/mL)
Extrato de S.longipedunculata		99.87 ± 0.26
Diclofenac		49.54±0.04

3.2. Ensaios de estabilização de membranas

Os valores de CI_{50} para o extrato e o padrão (Aspirina) são apresentados na tabela abaixo. Tabela 11.

Quadro 11: Efeito anti-inflamatório da Securidaca longipedunculata na estabilização da membrana dos glóbulos vermelhos.

SubstânciasIC50 (µg/mL)

	Hipotonia	Calor
Extrato de S.longipedunculata	305.657 ±0.133	471.75 ± 0.096
Aspirina	246.117 ± 1.055	368.743 ± 0.632

IV. Testes antioxidantes in vitro

4.1.Capacidade antioxidante total (TAC) e DPPH

A capacidade antioxidante do extrato e do ácido ascórbico, determinada pela redução do fosfomolibdénio, e a percentagem do efeito de eliminação do DPPH do extrato e do ácido ascórbico são apresentadas no quadro abaixo.

Tabela 12: Atividade antioxidante da Securidaca longipedunculata utilizando os testes TAC e DPPH.

Substâncias	TAC (mg EAG/g)	DPPH IC50 (µg/mL)
Extrato de S.longipedunculata	97.83 ± 1.29	76.22 ± 0.02
Ácido ascórbico		38.5 ± 0.04

4.2. Inibição da lipoperoxidação

Figura 11: Efeito do extrato de S. longipedunculata na lipoperoxidação na medula óssea.

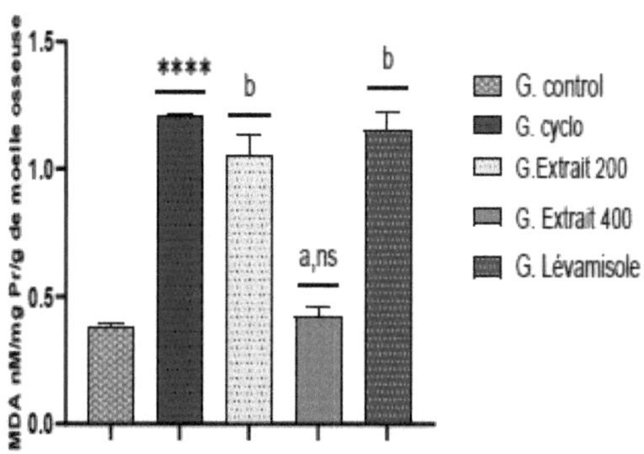

Os resultados são expressos em média ± S.E.M.

(**** significa muito significativo em comparação com o G. Controlo p<0,0001; ns significa não significativo em comparação com o G. Controlo p<0,05;

a significa significativo em comparação com G. Cyclo p< 0,001; b significa não significativo em comparação com G. Cyclo P<0,05)

O valor de MDA em nM/mg Pr/g de medula óssea aumentou significativamente de 0,3923 ± 0,1110 em ratos normais para 1,1979 ± 0,1101 em ratos tratados com ciclofosfamida. Nos ratos tratados com os extractos de 200mg/kg + cyclo e 400mg/kg + cyclo, as doses de MDA foram de 1,1100 ± 0,550 e 0,4457 ± 0,02289 nM/mg Pr/g medula óssea, respetivamente. Verificou-se uma diferença significativa entre os valores dos ratos do grupo Cyclo e os dos ratos tratados com o extrato de 400mg/kg + cyclo. Este valor é de 1,2072 ± 0,05364 nM/mg Pr/g medula óssea nos ratos. O valor de 1,2072 ± 0,0564 nM/mg Pr/g medula óssea nos ratos do grupo G. Levamisole foi insignificante em comparação com o dos ratos do grupo G. Cyclo.

V. Atividade imunomoduladora e anti-inflamatória do extrato de folhas de S. logipedunculata in vivo Contagem sanguínea (CBC)

Quadro 13: Títulos dos tipos de glóbulos brancos expressos em número de células por microlite de sangue.

Células	Grupo de controlo	Grupo Cyclo	Extrato de grupo 200mg/kg	Extrato de grupo 400mg/kg	Grupo Levamisole
Leucócitos	7280 ± 168	794 ±	876 ±	950 ±	1062 ±
		140.7	175.3	169.9	274.2
Linfócitos	3506 ±	476 ±	518 ± 130	580 ±	678 ± 150
	100.5	67.72		70.85	
Neutrófilos	1738 ± 458	218 ±	244 ±	316 ±	160 ± 44.12
		55.80	54.92	82.79	
Basófilo	366 ±	76 ±	90 ± 25.50	96 ± 32.19	88 ± 4
	62.82	28.74			
Monócitos	324 ±	10 ±	20 ± 10.49	60 ±	52 ± 2
	13.02	3.016		41.47b	

2. Determinação da PCR

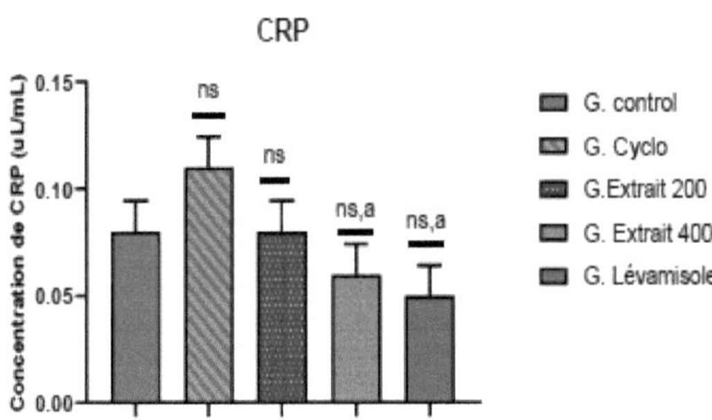

Figura 12: Influência do extrato de S. longipedunculata no título de PCR em ratos.

Os resultados são expressos em média ± S.E.M.

(ns significa não significativo em comparação com G. Controlo; a significa significativo em comparação com G. Cyclo; P<0,05)

A concentração de CRP aumentou de uma média de 0,08 ± 0,02ul/mL em ratos normais para 0,11 ± 0,01ul/mL em ratos tratados com ciclofosfamida. Isto representa um aumento, embora a diferença não tenha sido significativa entre os dois grupos. A diferença nas concentrações médias de PCR entre os ratos tratados com extrato 200mg/kg + ciclo, extrato 400mg/kg + ciclo e os tratados com levamisole foi de 0,08 ± 0,01ul/mL; 0,06 ± 0,04ul/mL e 0,05 ± 0,02ul/mL, respetivamente.

VI. Determinação da desidrogenase láctica LDH

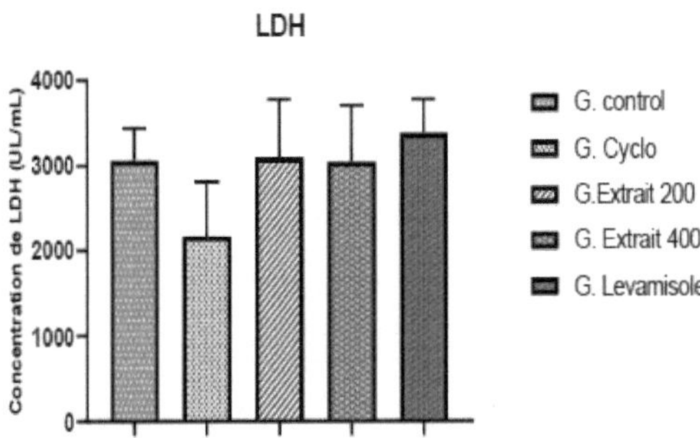

Figura 13: Influência de S. longipedunculata na atividade enzimática da LDH em ratos.

Os resultados são expressos em média ± S.E.M.

As concentrações da atividade enzimática da LDH nos ratos do G. Controlo foram registadas como uma média de 3060 ± 169,9ul/ml. Os ratos tratados com ciclofosfamida apresentaram uma concentração média de 2167 ± 287,7ul/ml, que não foi significativamente diferente (p < 0,05) da do grupo de controlo G. Os ratos tratados com os extractos de 200mg/kg + Cyclo e 400mg/kg + Cyclo apresentaram concentrações de LDH de 3052 ± 613,3ul/ml e 3049 ± 293,9ul/ml, respetivamente, que não só foram significativamente diferentes entre si como também do grupo de controlo normal. Os ratos tratados com levamisole hydrochloryde tiveram uma dose média de LDH igual a 3380 ± 613.3ul/ml, que também não foi significativamente diferente em comparação com os outros grupos.

DISCUSSÃO

A extração é o principal passo na recuperação e isolamento de fitoquímicos bioactivos. É influenciada pelo processo de extração utilizado, o tamanho das partículas, a amostra e a presença de substâncias interferentes **(Stalikas, 2007).** A utilização combinada de água e etanol pode facilitar a extração de substâncias solúveis em água e/ou etanol. De facto, recomenda-se a utilização de material seco para a extração de polifenóis, uma vez que os flavonóides podem sofrer degradação enzimática quando o material vegetal é fresco ou não seco **(Marston e Hostettmann, 2006)**. A fermentação microbiana causada pela humidade também pode ser a causa desta degradação. A secagem no escuro evita transformações químicas como a isomerização e a degradação causada pela radiação UV da luz solar **(Jones e Kinghorn, 2005)**. A utilização de pó melhora a extração porque a superfície de contacto entre a amostra e o solvente é maior e a penetração nas células não destruídas após a trituração é mais fácil. Os rendimentos calculados por **Dembélé et al (2022)**, **Dembele et al (2021)** e **Diakité (2016)** a partir de um extrato hidroetanólico de S. longipedunculata colhida em Kati (Mali) são respetivamente 23,36%, 31,97% e 16,42%. Estes rendimentos são superiores aos que encontrámos anteriormente (15,05%). Esta variabilidade dos rendimentos depende de vários parâmetros, tais como: solvente, PH, temperatura, tempo, método de extração, período de colheita da amostra, origem geográfica da planta, condições e duração do armazenamento da colheita. O trabalho efectuado por **Odebiyi (1978)** mostrou a ausência de flavonóides nas folhas de S. longipedunculata. O nosso estudo, por outro lado, revelou a presença de flavonóides nas folhas de S. longipedunculata. Este facto pode dever-se à origem geográfica da planta. O nosso estudo confirmou o efeito imunossupressor da ciclofosfamida administrada nos dias 11e , 12e e 13e aos ratos do grupo Cyclo: leucopenia (p<0,001), linfopenia (p<0.001), neutropenia (p<0,0001), hipobasofilia (p<0,001) e monocitopenia (p<0,05), como demonstrado em estudos anteriores **(Bach, 1985; Guo et al, 2016)**. Por outro lado, as doses de 200mg/kg e 400mg/kg de extrato de S. longipedunculata administradas ao G. Extract 200 e ao G. Extract 400 não aumentaram significativamente os níveis destas células imunitárias. Se as nossas análises mostram, em quase todos os casos, uma diferença não significativa entre os resultados dos grupos de ratos tratados com o extrato de S. longipedunculata (G. Extrato 200 e G. Extrato 400) e os grupos tratados com levamisol, conhecido como imunoestimulante e utilizado ou citado por vários autores nos seus estudos como imunoestimulante de referência **(Libeau e Pinder, 1981; Guo et al, 2016; Tibitondwa et al., 2018)**, então o extrato de S. longipedunculata (extrato de G. 200 e extrato de G. 400) é o imunoestimulante mais eficaz. O extrato de S. longipedunculata teria um efeito imunoestimulante semelhante ao do levamisol. Seria preferível continuar a administrar o extrato isolado aos ratos durante mais uma ou duas semanas após a gavagem de ciclofosfamida, a fim de detetar claramente se existe ou não uma diferença clara entre os valores dos parâmetros medidos nos diferentes lotes tratados. Com efeito, a ciclofosfamida não só induziu uma imunossupressão mas também uma inflamação como efeito secundário **(Sevko et al., 2013; ANSM, 2017);** e que, no nosso estudo, o extrato de S. longipedunculata teria desempenhado uma atividade anti-inflamatória dado que os tipos de leucócitos cujo título medimos participam ativamente nas reacções inflamatórias. É nesta linha de atividade que os resultados dos testes de inibição da desnaturação da albumina de ovo de galinha e de estabilização das membranas, apoiados pelos da Proteína C-Reactiva (PCR), que é um excelente marcador da fase aguda da inflamação **(Engler, 1995; Wilwert, 2008)**, obtidos a partir de análises efectuadas nos soros sanguíneos dos mesmos animais que os utilizados para as análises de contagem de células sanguíneas (CBC), fornecem mais uma prova da atividade anti-inflamatória da S. longipedunculata associada à sua atividade imunomoduladora. De facto, a inflamação é parte integrante da imunidade e o nosso estudo é mais uma prova disso. De facto, os resultados da PCR mostram que o extrato de S. longipedunculata reduziu a inflamação causada pela ciclofosfamida; isto reflectiu-se na redução da concentração de PCR de 0,11 ± 0,01uL/mL (G. Cyclo) para 0,08 ± 0,01uL/mL (G. Extract 200) e

0,06 ± 0,04uL/mL (G. Extract 400). Estes resultados demonstram que a S. longipedunculata estimulou a inflamação causada pela ciclofosfamida. A S. longipedunculata teria estimulado a medula óssea a produzir leucócitos e teria protegido as células contra as modificações químicas e enzimáticas induzidas pelo agente imunossupressor; e ao mesmo tempo limitaria a resposta inflamatória ao refrear a produção de autoantigénios, o que também aliviaria os danos nos órgãos causados pelos processos inflamatórios **(Woolbright, 2020)**. Também durante a inflamação, são libertadas enzimas lisossomais, tais como enzimas bactericidas e proteases, e podem ocorrer várias alterações típicas **(Saleem et al., 2020)**. A estabilização da membrana lisossomal é importante para limitar a resposta inflamatória, impedindo a libertação de constituintes lisossomais dos neutrófilos activados, que causam mais inflamação nos tecidos quando libertados extracelularmente. As membranas dos eritrócitos e dos lisossomas são semelhantes, pelo que a estabilização da membrana dos glóbulos vermelhos pode ser extrapolada para a estabilização da membrana dos lisossomas **(Agarwal et al, 2019, Anosike et al, 2012)**. A atividade anti-inflamatória do levamisole é também revelada pelo nosso estudo, uma vez que a diferença entre os valores de PCR do grupo G. Cyclo e do grupo G. Levamisole é significativa ($p < 0,05$). O extrato a 400mg/kg e o levamisole a 30mg/kg teriam sido suficientes no nosso estudo para impedir significativamente os hepatócitos de libertarem CRP, que tem as funções biológicas de ativar o sistema do complemento, estimular a fagocitose e a opsonização. O nosso extrato tem também uma atividade antioxidante. Observámos um aumento altamente significativo ($p < 0,0001$) do MDA nos ratos que receberam ciclofosfamida e não foram tratados ($0,3923 \pm 0,1110$ nM/mg Pr/g medula óssea) em comparação com o grupo de controlo normal ($1,1979 \pm 0,1101$ nM/mg Pr/g medula óssea). O extrato administrado numa dose de 200mg/kg não reduziu significativamente o valor de MDA em comparação com o grupo de ratos tratados apenas com ciclofosfamida. Além disso, não se observou uma variação significativa do MDA nos ratos tratados com ciclofosfamida e pré-tratados com extrato de S.

longipedunculata na dose de 400mg/kg (o seu valor de $0,4457 \pm 0,02289$ nM/mg Pr/g medula óssea não foi significativamente diferente do obtido com o controlo normal, $p < 0,05$). Estes resultados, apoiados pelos dos testes CAT e DPPH, explicam provavelmente a proteção dos animais pelo extrato de S. longipedunculata contra o stress oxidativo. Pode ser que a ciclofosfamida, que é um agente alquilante, tenha produzido radicais livres que interagiram diretamente com o ADN das células da medula óssea na fase G0, formando ligações covalentes com o substrato nucleofílico, resultando na destruição celular através da inibição da transcrição e replicação do ADN. Em suma, a ciclofosfamida teria provocado aplasia da medula óssea. Esta poderia impedir a proliferação rápida das células estaminais hematopoiéticas e, consequentemente, o efeito imunoestimulante lento do extrato de S. longipedunculata. O valor de MDA obtido nos ratos que receberam ciclofosfamida e foram pré-tratados com levamisol ($1,2072 \pm 0,05364$ nM/mg Pr/g medula óssea) não foi significativo em comparação com o valor de MDA nos ratos tratados apenas com ciclofosfamida. Isto prova que o levamisole provavelmente não inibe a peroxidação lipídica e que o seu mecanismo imunoestimulante é distinto do do nosso extrato. O efeito antioxidante deve-se aos compostos naturais, em particular aos polifenóis e aos flavonóides presentes no nosso extrato. Segundo **Halliwell (1994)**, os polifenóis exercem o seu poder antioxidante através de vários mecanismos, sendo os principais: eliminação direta dos ERO, quelação dos iões metálicos que iniciam a produção de ERO e inibição direta das enzimas envolvidas no stress oxidativo ou na sua transcrição. Por outro lado, o ensaio da enzima lactato desidrogenase, cuja média foi de $3060 \pm 169,9$ UI/ml nos ratos normais e de $2167 \pm 287,7$ UI/ml nos ratos tratados com ciclofosfamida, prova que a ciclofosfamida reduziu a atividade energética das células. Entretanto, os resultados de LDH obtidos nos grupos tratados com 200mg/kg e 400mg/kg de extrato, que foram $3052 \pm 613,3$IU/ml e $3049 \pm 293,9$IU/ml respetivamente, não foram significativos em comparação com o grupo normal. Isto mostra que o extrato de S. longipedunculata restaurou a relação lactato/piruvato (L/P), assegurando assim o equilíbrio energético nas células. Pensa-se que o nosso extrato tem um efeito citoprotector. O extrato de S. longipedunculata não só propicia a produção de leucócitos, como também dá a estas células a energia necessária para desempenharem com vigor o seu papel de defesa do organismo.

CONCLUSÃO E PERSPECTIVAS

A *Securidaca longipedunculata* é uma planta muito utilizada na medicina tradicional e na farmacologia. O presente estudo envolveu a avaliação da atividade imunomoduladora e anti-inflamatória do extrato hidroalcoólico (50/50, v/v) das folhas de *Securidaca longipedunculata*. Os resultados do ensaio dos parâmetros estudados demonstram que o extrato hidroalcoólico possui potenciais actividades imunoestimulantes, anti-inflamatórias, antioxidantes e citoprotectoras, e devem encorajar o mundo científico a prosseguir a investigação imunomoduladora sobre a *S. longipedunculata*, a fim de salvar a humanidade, que se vê constantemente confrontada com doenças ligadas a perturbações imunológicas. Assim, perspectivamos o seguinte:

- Continuar a tratar os animais com o extrato até 21e ou 28e dia.
- Foram colhidas amostras de sangue antes e imediatamente após a administração de ciclofosfamida por gavagem aos animais (10e e 14e dias) e aos 21e ou 28e dias.
- Utilizar doses superiores a 400mg/kg
- Utilizar extractos obtidos por maceração de diferentes misturas: Volume-água/Volume-álcool (etanol, metanol, butanol).
- Efetuar outros testes de imunomodulação, tais como: determinação do índice fagocítico, taxa de hemólise sérica e hipersensibilidade de tipo retardado (DTH).
- Utilizar outros imunossupressores, tais como corticosteróides.

REFERÊNCIAS BIBLIOGRÁFICAS

Adebiyi R. A., Elsa A. T., Agaie B. M, Etuk E.U., 2006. Efeitos antinociceptivos e antidepressivos do extrato de raiz de Securidaca longependunculata em ratos. Jornal de Etnofarmacologia 107: 234 - 239

Agarwal Feliz, Amatullah Nakara, Venkat Kumar Shanmugam, 2019. Mecanismo anti-inflamatório de várias nanopartículas de metal e óxido de metal sintetizadas usando extratos de plantas: Uma revisão. Farmacoterapia Biomédica. doi: 10.1016 / j.biopha.2018.11.116.

Alexandre D. Y, 2002. Initiation à l'agroforesterie en zone sahélienne. Ed. Karthala, p 154.

Almagboul. A.Z, Farouk. A, Bashir. A.K, Karim. A, Salah. M, 1985. Atividade antibacteriana de plantas sudanesas utilizadas na medicina popular III. Fitoterapia 56, 195-200.

Amjad Ali Khan, Khaled S. Allemailem, Fahad Abdulrahman Alhumaydhi, Sivakumar J T Gowder, Arshad Husain Rahmani, 2019. As Perspectivas Bioquímicas e Clínicas da Lactato Desidrogenase: Uma Enzima do Metabolismo Ativo. Bentham Science Publishers / Distúrbios Endócrinos, Metabólicos e Imunológicos - Alvos de Drogas, 2020, Vol. 20, No. 00. DOI: 10.2174/1871530320666191230141110

Anosike C.A, Obidoa O, Ezeanyika L.U., 2012. Estabilização da membrana como um mecanismo da atividade anti-inflamatória do extrato de metanol do ovo de jardim (Solanum aethiopicum). Daru Journal of Pharmaceutical Sciences, 20 : 76

ANSM (Agência Nacional de Segurança do Medicamento), 2017. Resumo das caraterísticas do produto. Disponível em http://agence-prd.ansm.santé.fr. Acedido em 24 de dezembro de 2022.

Aouissa Itian, W.R. (2002). Estudos das actividades biológicas e da toxicidade aigüe do extrato aquoso das folhas de Mangifera indica (Anacardiaceae) ; tese de doutoramento da Universidade de Bamako, P : 48.

Athamena, S., Chalghem1, I., Kassah-Laouar, A., Laroui, S., Khebri, S., (2010). Atividade antioxidante e antimicrobiana de extractos de Cuminum cyminum l. Lebanese Science Journal, 11(1) :69-81.

Auwal SM, Atiku Mk, Alhassan Muhammad Wudil, Mohamed Sani Sule, 2012. Composição fitoquímica e avaliação da toxicidade aguda do extrato aquoso da casca da raiz de Securidaca longipedunculata (Linn). Bayero Journal of Pure and Applied Sciences Vol. 5 n ° 2: 67-72. DOI : 10.4314/bajopas. v5i2.12.

Bach J.F., 1985. Deficiência imunitária induzida por imunossupressores. Médecine et Maladies Infectieuses -- 1985 -- 5 - 251 & 254.

Baggnian Issoufou, Abdou Laouali, Yamego Jérôme, Moussa Ibrahima, Adam Toudou. 2018. Estudo etnobotânico de plantas medicinais vendidas em mercados no centro-oeste do Níger. Jornal de Biociências Aplicadas 132: 13392- 13403 ISSN 1997-5902. J. Appl. Biosci. https://dx.doi.org/10.4314/jab.v132i1.1 Publicado online em www.m.elewa.org em 31 de dezembro de 2018.

Bah. S, Jäger. AK, Adsersen. A, Diallo. D, Paulsen. BS, 2007. Antiplasmodial e GABAbenzodiazepin recetor budvities of five plants used in traditional medicine in Mali. África Ocidental, Journal of ethnopharmacology, 110(13): 451-757.

Beaulieu Josée, 2008. Efeito imunomodulador e anti-inflamatório de uma matriz proteica maleável (MPM) derivada da fermentação do soro de leite por Lactobacillus Kefiranofaciens subsp. R2C2. INRS-Institut Armand Frappier, Tese apresentada para obtenção do grau de philosophiae doctor (Ph.D.) em virologia e imunologia, 2008.

Beuscher N, Bodinet C, Neumann-Haefelim D, Marstom A, Hostettmann. K, 1994. Atividade antiviral de plantas medicinais africanas. Jounal ethnopharmacology, 42, 101-109.

Birben, E., Sahiner, U.M., Sackesen,C., Serpil,E., Kalayci,o., 2012. Stress Oxidativo e Defesa Antioxidante. WAO Journal, 5, 9-19.

Birben, E., Sahiner, U.M., Sackesen, C., Serpil, E., Kalayci, O., 2012. Stress Oxidativo e Defesa Antioxidante. WAO Journal, 5, 9-19.

Buxton T., V.Y.Eziah, E.O. Owusu, 2014. Bioatividades de pós de quatro plantas contra Prostephanus truncatus Horn. (Coleoptera: Bostrichidae) e Tribolium Castaneum Herbst (Coleoptera: Tenebrionidae). WestAfrican Journal ofAppliedEcology, vol. 22 (1), 2014.

Causse, C., (1994). Os segredos de saúde dos anti-oxidantes: os anti-oxidantes na casa de banho. 7éd. Mónaco, 16-18.

Cemerski S, Shaw A, 2006. Sinapses imunitárias na ativação das células T. Curr Opin Immunol: 18(3):298-304. doi: 10.1016/j.coi.2006.03.011. Epub 2006 Apr 17. PMID : 16603343.

Chatenoud, L, 2002. Células da imunidade. In: Immunology, from biology to the clinic. J. F. Bach e L. Chatenoud. Paris, França: Flammarion Médicine-Sciences. 369 p.

CNPM (Collège National de Pharmacologie Médicale), 2018. Corticosteróides: Pontos essenciais. Disponível em https://pharmacomedicale.org

Cohen, R., Romain, O., Levy, C., Perreaux, F., Decobert, M., Hau, I., Lécuyer,.A, Lesprit,E., Maman, L., Roullaud, S., 1981. Impacto da proteína C-reactiva (PCR). Arch Ped, P: 13-38.

CoPath (Colégio Francês de Patologistas), 2011. A reação inflamatória.

Costa C., Bortazzo A., Allegri G., Curcuroto D., Traloli P., 1992. Alcalóides indole das raízes de uma planta africana, Securidaca longipedunculata. Isolamento por cromatografia em coluna e caraterização estrutural preliminar por espetrometria de massa. Journal heterocycle. Chemestry. P : 1641-1647.

Davoust-Nataf Nathalie, 2021. Imunidade inata: Barreiras naturais e resposta inflamatória. CIRI (Centre International de Recherche en Infectiologie), Lyon. Disponível em www.acces.ens-lyon.fr. Acedido em 24 de dezembro de 2021.

Debne, 1999. África reprod saúde 1999; 3(2): 40-50

Declaude, C., 1971. Estudo comparativo de saponinas extraídas de duas Polygalaceae africanas: Securidaca longipedunculata Fres e Polygala aciculans. Bulletin soc. Royal des sciences. Liège (397-405).

Dembélé D.L., Haidara M., Denou A & Sanogo R., 2021. Etude phytochimique des écorce de Racines et des Feuilles de Securidaca Longipedunculata (Fresen), Polygalaceae Au Mali. European Scientific Journal, ESJ, 17(29), 145. https://doi.org/10.19044/esj.2021.v17n29p145

Dembélé Daouda Lassine, Denou Adama, Haidara Mahamane, Sanogo Rokia, 2022. Formulação de pomada analgésica e anti-inflamatória à base de Securidaca longipedunculata Fresen (Polygalaceae). Jornal da Academia de Ciências dos Camarões Vol. 17 No. 3

Diakité Bréhima, 2008. A suscetibilidade das larvas de Anopheles gambiae a extractos de plantas medicinais do Mali. UNIVERSIDADE DE BAMAKO. Tese apresentada e defendida publicamente em 28/03/2008 perante a Faculdade de Medicina, Farmácia e Estomatologia de Odonto. Para a obtenção do grau de Doutor em Medicina (diploma do Estado)

Dosseh K., Kpatcha T., Adjrah Y., Idoh K., Agbonon A. & Gbeassor M., 2014. Efeito anti-inflamatório de Byrsocarpus schum. E thonn. (connaraceae) raiz. Revista mundial de investigação farmacêutica, 3(3), 14.

Eldeen I.M., Staden J.Van, 2008. Inibição da ciclo-oxigenase e efeitos antimicobacterianos de extractos de plantas medicinais sudanesas. Centro de Investigação para o Crescimento e Desenvolvimento de Plantas, Escola de Ciências Biológicas e de Conservação, Universidade de Kwazulu-Natal Pietermaritzburg, Private Bag x01, Scoottsville 3209, África do Sul. Editado por

JN Eloff.

Ellyard, J.I., Simson, L., e Parish, C.R., 2007. Imunidade anti-tumoral mediada por Th2: amigo ou inimigo? Antigénios de Tecidos 70, 1-11

Elufioye T., Alafe A., Faborode O. Moody J., 2014. Actividades Anti-Inflamatórias e Analgésicas de Securidaca longipedunculata Fers (Polygalaceae) Folha e Extrato Metanólico da Casca do Caule. Afr. J. Biomed. Res. Vol.17 : 187-191.

Engler R., 1995. Proteínas da reação inflamatória. Revista Francesa de Laboratórios. Volume 1995, Número 276. Páginas 93-99. https://doi.org/10.1016/S0338-9898(95)80365-3

Favier, A., 2003. Le stress oxydant, interet conceptuel et experimental dans la compréhension des mecanismes des maladies et potentiel therapeutique. L'actualité Chimique, 11, 108-115.

Ferran Aude, 2013. Glucocorticóides e terapia com corticosteróides em animais domésticos. Escola Nacional de Veterinária (ENV), Toulouse. Editado por Dorothée Larrivée. Disponível em https://slidesplayer.fr

Fletcher MA, Klimas A, Morgan R, Gjereet G., 1992. Proliferação de linfócitos. In Manual of Clinical Laboratory Immunology. Associação Americana de Microbiologia. Nova Iorque. pp. 213-219

Garba Abdoul Razak Issa, Adakal Hassane, Abasse Tougiani, Koudouvo Koffi, Karim Saley, Akourki Adamou, Gbeassor Messanvi, Mahamane Saadou, 2019. Estudos etnobotânicos de plantas utilizadas no tratamento de parasitoses digestivas de pequenos ruminantes (ovinos) no sudoeste do Níger. http://www.ifgdg.org Int. J. Biol. Chem. Sci. 13(3): 1534-1546.

Gardès-Albert, M., Abedinzadeh, Z., Jore, D., 2003. Espécies reactivas de oxigénio: como pode o oxigénio tornar-se tóxico? Le journal de la société chimique en France (L'actualité chmique), (270), 91-96.

Gloaguen Daniel, 2007. Proteína C-reactiva (PCR), um índice inflamatório altamente sensível. Masine Belle-santé N°095. Disponível em www.belle-sante.com

Gordon Chalmers, 2017. O que são imunoestimulantes. Disponível em https://www.aviators-loft.com. Acedido em 22 de janeiro de 2022.

Gruffat Xavier, 2021. Inflamação. Da edição de outubro de 2020 da Newsletter da Havard Medical School sobre inflamação crônica, atualizada em 14 de setembro de 2021. Disponível em www.ceapharma.ch

Guo Ze, Hong-Yan Xu, Lu Xu, Sha-Sha Wang, Xue-Mei Zhang, 2016. Efeitos imunomoduladores e anti-inflamatórios in vivo e in vitro de flavonóides totais como Astragalus. Afr J Tradit Complement Altern Med. (2016) 13(4):60-73 doi:10.21010/ajtcam. v13i4.10 60

Halliwell, B., Cross-, C. E., 1994. Oxygen-derived species: their relation to human disease and environmental stress. Environmental health perspectives, 102(Suppl 10), 5.

Javed, F., Jabeen, Q., Aslam, N. e Awan, A. M., 2020. "Avaliação farmacológica das atividades analgésicas, antiinflamatórias e antipiréticas do extrato etanólico de Indigofera argenta Burm. F." Ehnopharmacol. 259 : 29-66.

Jayasekara, TK, Stevenson, PC, Hall, DR, 2005. Efeito dos constituintes voláteis de Securidaca Longipedunculata em insectos pragas de grãos armazenados. J Chem Ecol 31, 303-313. https://doi.org/10.1007/s10886-005-1342-0

Jiofack T., Fokunang C., Guedje N., Kemeuze V., Fonnossie E, Nkongmeneck B. A., Mapongmetsem P. M. e Tsabang N., 2010. Usos etnobotânicos de plantas medicinais de duas regiões etnoecológicas dos Camarões. Revista Internacional de Medicina e Ciências Médicas 2(3): 60-79.

Jones Paul Guillaume, Kingborn Douglas Un, 2012. Extração de Metabolitos Secundários de plantas. Métodos em biologia molecular (Clifton, N.J.) 624:341-66. DOI:10.1007/978-1-61779-624-1_13. Fonte PubMed.

Joseph, Moshi, Sympombe, Nkunya, 2006. Jornal Africano de medicina tradicional, vol3, n°3, Pp: 80:86. Bioline, 2006.

Junaid S. A, Abubakar A.,Ofodile, A. C., Olabode A. O.,Echeonwu, G. O. N., Okwori

A. E. J., Adetunji J. A., 2008. Avaliação da folha de Securidaca longipenduculata e extractos de raiz para actividades antimicrobianas. Jornal Africano de Investigação Microbiológica 2: 322-325.

Juneau Martin, 2017. Medicamentos anti-inflamatórios não esteróides e risco cardiovascular. Instituto do Coração de Montreal, Faculdade de Medicina, Universidade de Montreal. Disponível em https://observatoireprevention.org

Kalam S., Gul M.Z., Singh R., Ankati S., 2015. Radicais livres: Implicações na etiologia das doenças crónicas e sua melhoria através de nutracêuticos. Pharmacologia. 6(1), 11-20.

Kara A. W., 2018. Efeito dos extractos da planta medicinal Ruta montana. Biologia

Tese de doutoramento, Universidade de Constantine, Algérie, 126p

Kayode AAA, MA Sonibaré, Jo Moody, 2015. Actividades antiulcerosas de Securidaca longipedunculata Fres. (Polygalaceae) e Luffa cylindrica Linn. (Cucurbitáceas) em ratos Wistar. Vol. 19. DOI : 10.4314/njnpm. v19i0.9

Kerharo. J, Adam, 1974. La pharmacopée Sénégalaise traditionnelle: Plantes médicinales et toxiques. Edition Vigot et Frères, Paris, 1011 páginas.

Koechlin-Ramonatxo, C., 2006. Oxigénio, stress oxidativo e suplementação antioxidante ou um aspeto diferente da nutrição nas doenças respiratórias. Nutrition Clinique & Métabolisme, 20, 165 - 177.

Kola P., Metowogo K., Manjula S. N., Katawa G., Elkhenany H., Mruthunjaya K. M., Eklu-Gadegbeku K., Aklikokou K. A., 2022. Avaliação etnofarmacológica da atividade antioxidante, anti-angiogénica e anti-inflamatória de algumas plantas medicinais tradicionais utilizadas para o tratamento do cancro no Togo/África. Journal of Ethnopharmacology 283 (2022) 114673. https://doi.org/10.1016/j.jep.2021.114673

Kone Kéassemon Hervé Cédessia, Coulibaly Kiyinlma; Konan Kouakou Severin, 2019. Identificação de algumas plantas utilizadas na medicina etnoveterinária em Sinématiali (Norte da Costa do Marfim). Journal of Applied Biosciences 135: 13766 - 13774 ISSN 1997-5902. https://dx.doi.org/10.4314/jab.v135i1.3

Kpemissi, M., Eklu-Gadegbeku, K., Veerapur, V. P., Potârniche, A-V., Adi, K., Vijayakumar S., Banakar, S. M., Thimmaiah, N. V., Metowogo, K., e Aklikokou, K., 2019b. Actividades antioxidantes e de nefroprotecção de Combretum micranthum: Um estudo fitoquímico, in vitro e ex-vivo. Heliyon 5(3): e01365.

Kpoyizoun Pascaline Kindji, Metowogo Kossi, Kantati Yendoube, Missebukpo Afiwa, Dare Thin, Lawson-Evi Povi, Eklu-Gadegbeku Kwashie, Aklikokou Kodjo, 2020. Avaliação anti-inflamatória e antioxidante das fracções de extrato de raízes hidroalcoólicas de Maytenus senegalensis na asma alérgica. JPHYTO 2020; 9(4): 252-257

Laurent PE., 1988. Indução e regulação da reação inflamatória sistémica. Ann Biol Clin (Paris). 1988 ;46(5):329-35. Francês. PMID : 3138927.

Lawin Iboukoun Fidèle, Laleye Obafemi Arnauld Fernand e Agbani Onodjè Pierre, 2016. Vulnerabilidade e estratégias de conservação endógena das plantas utilizadas no tratamento da diabetes nas comunas de Glazoué e Savè no Centro-Bénin. Disponível online em http://www.ifg-dg.org Int. J. Biol. Chem. Sci. 10(3): 1069-1085.

Lenz. W., 1913. Un tersuchungen der wurzelrin de von Securidaca longipedunculata. Arbeiten aus dem Pharm. Inst.D. Univ. Berlin, 10, 177-180.

Li, H., e Rostami, A., 2010. IL-9: biologia básica, vias de sinalização em células

T CD4+ e implicações para a autoimunidade. J Neuroimmune Pharmacol 5, 198-209

Libeau G., Pinder M., 1981. Efeito prejudicial do levamisole na tripanossomíase experimental em ratos. Rev. Elev. Méd. vét. Pays trop, 1981, 34 (4): 399-404.

Ma, Q.-Y., Huang, D.-Y., Zhang, H.-J., Chen, J., Miller, W., e Chen, X.-F., 2016. A função das células T auxiliares foliculares está comprometida e correlaciona-se com o tempo de sobrevivência no cancro do pulmão de células não pequenas. Int. Immunopharmacol. 41, 1-7

Mahamood. N, Moore. P.S, De Tommasi. N, De Simone. F, Colman. S, Hay. A.J, Pizza. C, 1993. Inibição da infeção por H.I.V por derivados do ácido cafeoquínico isolados de raízes de securidaca longipedunculata. Antiviral Chem Chemother. 235-240.

Malagas D., 1992. Arbres et arbustes guérisseurs des savanes Maliennes. ACCT - Karthala, p. 232.

Malaise F., 1992. La gestion des produits sauvages comestibles, Défis-sud, 7: 18-19.

Manciaux M.A., 1993. Terapêuticas médicas em genética. Anti-inflamatórios não esteroides e antialérgicos. Ed Masson 1993: 115-118.

Marston Andrew, Hostettmann Kurt, 2006. Separation and quantification of flavonoids/ Flavonóides: química, bioquímica e aplicações, pp.1-36. Ref.113. CRC Press LLC. Disponível em www.caddirect.org

Mathias. M.E, 1982. Algumas plantas medicinais de hehe (Southern Highland Province, Tanzânia) Taxon 31, 488-494.

Mbaihougadobe Séverin, Ngakebni-limbili Adolphe Christian, Gouollaly Tsiba, Ngaissona Paul, Koane Jean Noel, Nkounkou Loumpangou Célestine, Mahmout Yaya e Ouamba Jean Maurille, 2017. Inventário e testes fitoquímicos em algumas plantas do Chade utilizadas no tratamento da gota. J. Biol. Chem. Sci.

11(6): 2693-2703. https://dx.doi.org/10.4314/ijbcs.v11i6.11

Meunier Lucy, Dominique Larrey, 2018. Atualização sobre a hepatotoxicidade de medicamentos anti-inflamatórios não esteróides. Hôpital Saint Eloi, Service d'hépatogastroentérologie et transplantation, 80 avenue Fliche, 34295 Montpellier Cedex 5, França 2 INSERM.1183. P.239.

Meyer JJ, Rakuambo NC, Hussein AA. 2008. Novas xantonas de Securidaca longipedunculata com atividade contra a disfunção erétil. J Ethnopharmacol. 2008 Oct 28;119(3):599-603. doi: 10.1016/j.jep.2008.06.018. Epub 2008 Jun 27. PMID:18638534.

Mirandole, 2020. Diferença entre imunidade inata e adaptativa. Disponível em www.jeretiens.net

Morelon Emmanuel, 2001. As rapamicinas, novos imunossupressores: dos mecanismos de ação às aplicações clínicas. Therapeutic Medicine. 2001;7(2):152-6.

Mury Pauline, 2018. Mecanismo e impacto da atividade física e sedentarismo nos fatores de risco biológicos para instabilidade da placa aterosclerótica carotídea. Tese de doutoramento, maio de 2018. LIBM (Laboratoire Interuniversitaire de Biologie de la Motricité); Fisiologia, Universidade de Lyon. Disponível em https://archives-ouvertes.fr/tel-01878197. Apresentado na quinta-feira, 20 de setembro de 2018(17 :51 :06), modificado na sexta-feira, 06 de novembro de 2020-03 :31 :44, Arquivado para expirar há muito tempo na sexta-feira, 21 de dezembro de 2018-16 :08 :12. Acedido em 24 de dezembro de 2021.

Namadina, M. M., Shawai, R. S., Musa, F. M., Sunusi, U., Aminu, M. A., Nuhu, Y. e Umar, A. M., 2020. Atividade fitoquímica e antimicrobiana da raiz de Securidaca longipedunculata contra patógenos de infeção do trato urinário. CSJ 11(2): 2276 - 2707.

Ndou Avhuverengwi Phillemon, 2006. Monografia de Securidaca longipedunculata Fresen. Jardim botânico nacional de Watter sisuli, agosto de 2006.

Nuhrich Alain, 2015. Anti-inflamatórios não esteróides (AINEs). UFR (Unité de Formation de Recherche) des Sciences Pharmacologiques, Universidade de Bordéus. Disponível em http://unt-ori2.crihan.fr.

Odebiyi. O.O, 1978. Exame preliminar fitoquímico e antimicrobiano das folhas de Securidaca longipedunculata Fresen. Níger. Jornal Farmacêutico, 9, 29-30.

Ojewole J., Ilesanmi O., Gbola O., 2000. Farmacologia das plantas medicinais africanas: Propriedades neuromusculares e cardiovasculares de Securidaca longipedunculata. Nig. J.Nat Prod. Vol.4 2000 :30-36.

Okoli CO, 2006. Atividade anti-inflamatória dos extractos da casca da raiz de Securidaca longipedunculata fres (polygalaceae). Jornal Africano de Medicinas Tradicionais, Complementares e Alternativas Vol. 3(1) 2006: 54-63 Publicado em 2005-12-15
Publicar Vol. 3 No. 1.

OMS AFR/RC (Organização Mundial de Saúde, Comité Regional para África), 2000. Promover o papel da medicina tradicional nos sistemas de saúde: estratégia para a região africana. Relatório do Diretor Regional da quinquagésima sessão de 28 de agosto a 2 de setembro de 2000. Ouagadoudou, Burkina Faso.

OOAS (Organização Oeste Africana da Saúde), 2013. Farmacopeia da África Ocidental. Concebida, impressa e encadernada por KS PRINTCRAFT GH. LTD.

Parameswari P., Devika R, Vijayaraghavan P. Potencial anti-inflamatório e antimicrobiano in vitro do extrato de folhas de Artemisia nilagirica (Clarke) Pamp. Saudi Journal of Biological Sciences 26 (2019) 460-463.
https://doi.org/10.1016/j.sjbs.2018.09.005

Petrovska Biljana Bauer, 2012. Revisão histórica da utilização de plantas medicinais. Institutos Nacionais de Saúde.

Picard B e Bauchart D., 2010. Músculo e carne de ruminantes. Edições Quae. PP : 275.

Poprac P., Jomova K., Simunkova M., Kollar V., Rhodes C.J., Valko M. (2017). Visando os radicais livres em doenças humanas relacionadas ao estresse oxidativo. Tendências em ciências farmacológicas. 38(7), 592-607.

R Engler. Proteins of the inflammatory response, 1993. Veterinary Research vol 24 (4), pp.337-343. ffhal-00902134

Rasamindrakotroka Andry, 2013. Moléculas anti-inflamatórias. Faculdade de Medicina da Universidade de Antananarivo, Madagáscar. Disponível em www.andryrasamindrakotroka.e-monsite.com

Revillard, J.-P., 2001. Immunologie. Bruxelas, Bélgica: De Boeck Université.595 p.

Rousselet, M.C., Vignaud, J. M., Hofman, P., Chatelet, F.P., 2005. Inflamação e patologia inflamatória. Edição AFECAP. P : 4-7.

Sadok, G., 2008. Fitoterapia. Tese de mestrado; hidrotermo-talassoterapia, Escola Superior de Ciências e Técnicas da Saúde de SOUSSE. P: 3.

Sagrawat H, Khan Y., 2007. Plantas Imunomoduladoras. A Phytopharmacological Review. Pharmacognosy Reviews 1: 248-260.

Saleem, A., Saleem, M., Akhtar, M.F., 2020. Potencial antioxidante, anti-inflamatório e antiartrítico de Moringa oleifera Lam: uma planta etnomedicinal da família Moringaceae. South Afr. J. Bot. 128, 246-256. https://doi.org/10.1016/j. sajb.2019.11.023

Salhi S., Fadli M., Zidane L. & Douira A., 2010. Estudos florísticos e etnobotânicos de plantas medicinais na cidade de Kénitra (Marrocos). Lazoroa

31: 133-146

Sevko A, Sade-Feldman M, Kanterman J, Michels T, Falk CS, Umansky L, Ramacher M, Kato M, Schadendorf D, Baniyash M, Umansky V., 2013. A ciclofosfamida promove a imunossupressão crónica dependente da inflamação e impede a resposta antitumoral no melanoma. J Invest Dermatol. 2013 Jun;133(6):1610-9. doi: 10.1038/jid.2012.444. Epub 2012 Dec 6. PMID: 23223128.

Sigal LH., 2005. Ciência básica para o clínico 30: A sinapse imunológica. J Clin Rheumatol: 11(4):234-9. doi: 10.1097/01.rhu.0000173619.23349.09. PMID: 16357766.

Stalikas Constantine D, 2007. Métodos de extração, separação e deteção de ácidos fenólicos e flavonóides. J. Sep. Sci: 30, 3268 - 3295. DOI 10.1002/jssc.200700261.

Sylla Youssouf, Kone Witabouna Mamidou, Dieudonné Kigbafori Sillue, Kigninma Ouattara, 2018. Estudo etnobotânico de plantas utilizadas contra a malária por traditerapeutas e herbalistas no distrito de Abidjan (Costa do Marfim). Disponível online em http://www.ifgdg.org

Tauheed Abdullah Mohammad, Mohammed Musa Suleiman, Mohamed Mamman Idris e Ala Lawal, 2017. Efeito tripanostático ex vivo dos extractos da casca do caule de Securidaca longipedunculata (Fres. Holl) contra Trypanosoma brucei brucei. SOKOTO Journal of veterinarysciences 15(3): 78-84. DOI: 10.5897/AJB2015.14938.

Thomas boulanger, 2017. Farmacologia dos medicamentos anti-inflamatórios. IFSI, 06 de dezembro de 2017.

Tibitondwa Josephine, Kokas Ikwap, Andrew Tamale, Gabriel Tumwine, John Kateregga, Samuel P. Wamala, Charles D. Kato, 2018. Atividade imunomoduladora do extrato bruto total de Chenopodium opulifolium em ratos albinos wistar. Afr J Tradit Complement Altern Med, vol 15 (2): 96-102 https://doi.org/10.21010/ajtcam.v15i2.12.

Tiksa Tahir, Dele Abdissa e Negera Abdissa, 2019. Constituintes químicos da casca da raiz de Securidaca longipedunculata e avaliação de suas atividades antibacterianas. Revista Etíope de Educação e Ciência: Vol. 14 No. 2 / página 1-8.

Togashi, Y., Shitara, K., e Nishikawa, H., 2019. Células T reguladoras na imunossupressão do câncer: implicações para a terapia anticâncer. Nature Reviews Clinical Oncology 16, 356-371

Tolo. D., 2001. Etude des activités biologiques et de la toxicité des écorces de racines de Securidaca longipedunculata Fresen ; Thèse de Doctorat en pharmacie - Bamako, 110 pages.

Vane J.R., 1971. Inibição da síntese de prostaglandinas como mecanismo de ação de fármacos semelhantes à aspirina. Nature New Biol 1971; 231: 232-5.

Vidal, 2010. Guia de plantas que curam. https://www.vidal.fr

Wannang Noel N, Alhassan M Wudil, Maxwell LP Dapar, Lawal A Bichi, 2006. Avaliação da atividade anti-veneno de cobra do extrato aquoso da raiz de Securidaca longipedunculata em ratos. Jounal of pharmacy & Bioressouces 2(2). DOI: 10.4314/jpb. v2i2.32067

Wilwert Ernest, Dourson Jean-Luc, Rausch Siggy, Weber Bernard, 2008. Marcadores biológicos da inflamação Versão curta Versão 1.2 27.02.2008. 2 páginas.

Woolbright, B. L., 2020. "Inflamação: causa ou consequência da lesão hepática colestática crónica" Food Chem Toxicol 137: 111133.

Zerbato Mélina, 2010. O valor do micrométodo de dosagem da proteína C-reactiva na prática pediátrica. TESE, apresentada e defendida publicamente em 28 de janeiro de 2010 para obtenção do Diploma de Estado de Doutor em Farmácia. FACULTÉ DE PHARMACIE/ UNIVERSITÉ HENRI POINCARÉ -

NANCY 1.

Zerbo P., J. Millogo-Rasolodimby, Nacoulma-Ouedraogo O. G., P. Van Damme P., 2007. Contribution à la connaissance des plantes médicinales utilisées dans les soins infantiles en pays San, au Burkina Faso. Int. J. Biol. Chem. Sci. 1(3): 262-274, 2007 ISSN 1991-8631. Disponível online em http://www.ajol.info

APÊNDICES

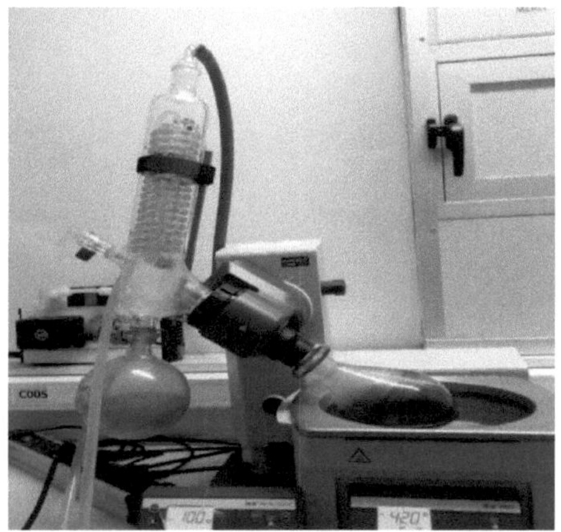

Foto 3: Rotavapeur (Fonte: Fotografia, KPORVIE Atsu, 16 de agosto de 2022).

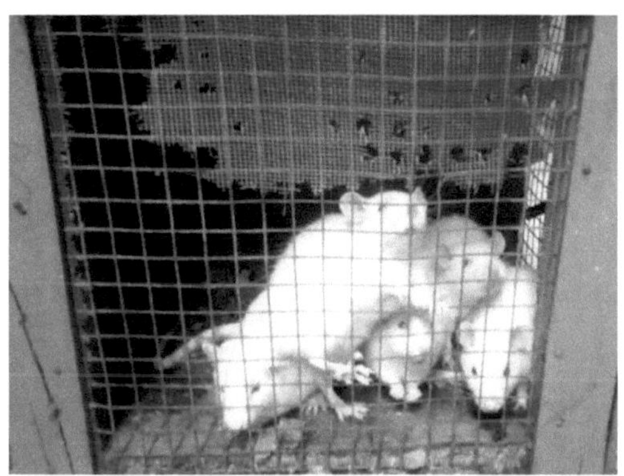

Foto 4: Ratos Sprague-dawley (Fonte: Fotografia, KPORVIE Atsu, 02 de
dezembro de 2022).

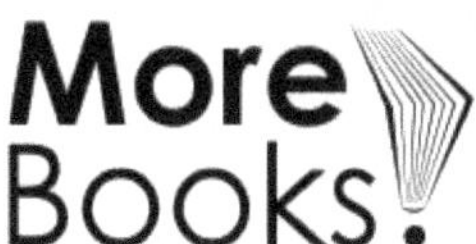

More
Books!

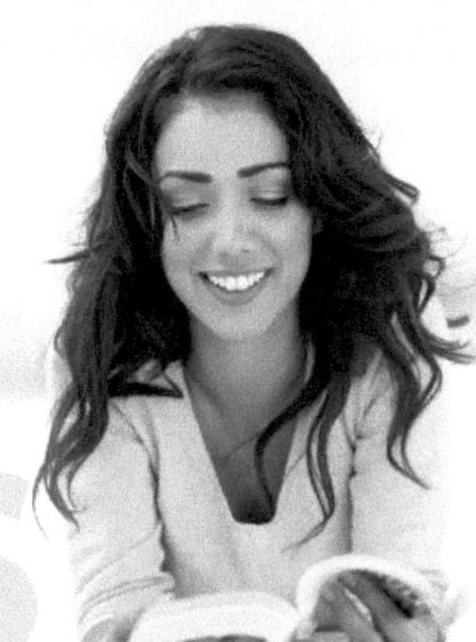

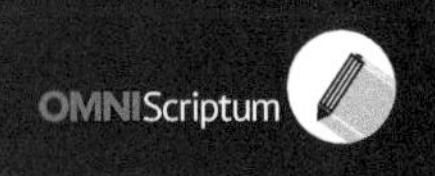

info@omniscriptum.com
www.omniscriptum.com
OMNIScriptum

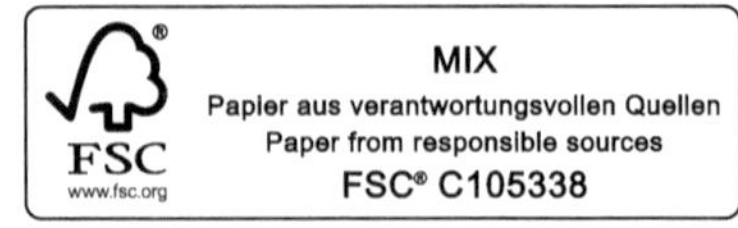

Printed by Books on Demand GmbH, Norderstedt / Germany